Diganta Rava
Kalpna Chaudhry
Aditi Singh

Inteligência Artificial e sua aplicação em Odontopediatria

Diganta Rava
Kalpna Chaudhry
Aditi Singh

Inteligência Artificial e sua aplicação em Odontopediatria

ScienciaScripts

Imprint
Any brand names and product names mentioned in this book are subject to trademark, brand or patent protection and are trademarks or registered trademarks of their respective holders. The use of brand names, product names, common names, trade names, product descriptions etc. even without a particular marking in this work is in no way to be construed to mean that such names may be regarded as unrestricted in respect of trademark and brand protection legislation and could thus be used by anyone.

Cover image: www.ingimage.com

This book is a translation from the original published under ISBN 978-620-7-48338-9.

Publisher:
Sciencia Scripts
is a trademark of
Dodo Books Indian Ocean Ltd. and OmniScriptum S.R.L publishing group

120 High Road, East Finchley, London, N2 9ED, United Kingdom
Str. Armeneasca 28/1, office 1, Chisinau MD-2012, Republic of Moldova, Europe
Printed at: see last page
ISBN: 978-620-7-78590-2

RECONHECIMENTO

Ninguém que alcance o sucesso o faz sem reconhecer a ajuda dos outros. Os sábios e confiantes reconhecem essa ajuda com gratidão.

- Alfred North Whitehead

Estou grato ao Todo-Poderoso, criador e preservador, que me concedeu as suas bênçãos e me deu a força, a coragem e a motivação necessárias para empreender esta dissertação e levá-la a bom termo.

Como diz a citação "A família dá-nos as raízes para nos mantermos altos e fortes", o *mesmo* acontece com os meus pais, **o Dr. Ananta Mohan Rava** e **a Sra. Banalata Rava.** Um agradecimento especial aos meus irmãos mais velhos, **Dr. Gautam Rava e Dr. Himangshu Rava, à minha cunhada, Sra. Kinchuk D B Rava, e** ao **meu sobrinho, Mairav Gyangur Rava,** pelo seu incessante encorajamento. Obrigado é o mínimo que posso dizer pelo seu constante e incessante apoio, amor, motivação e encorajamento.

Quero expressar os meus sinceros agradecimentos ao respeitado **Dr. P. Narayana Prasad**, Diretor, Professor e Chefe do Departamento de Ortodontia e Ortopedia Dentofacial, Seema Dental College and Hospital Rishikesh, pelo seu apoio e orientação durante todo este período de pós-graduação.

Com suprema sinceridade, agradeço à minha orientadora, **a Dra. Kalpna Chaudhry**, Professora e Directora do Departamento de Medicina Dentária Pediátrica e Preventiva, Seema Dental College & Hospital, Rishikesh, por ter dado a sua valiosa orientação durante todo o processo. O seu apoio infalível, os seus esforços incansáveis, a sua orientação inabalável e o seu encorajamento afetuoso permitiram que este manuscrito visse a luz do dia.

Deixo registada a minha sincera gratidão à minha estimada professora e Co-orientadora**, Dra. Aditi Singh**, do Departamento de Medicina Dentária Pediátrica e Preventiva, do Seema Dental College & Hospital, Rishikesh, pelos seus esforços incansáveis para me motivar e me levar a trabalhar arduamente, partilhando os seus conhecimentos ao longo da redação deste manuscrito e apreciando sempre cada passo desta maravilhosa viagem.

Os meus sinceros agradecimentos ao **Dr. Nitin Khanduri**, Professor, Departamento de Medicina Dentária Pediátrica e Preventiva, Seema Dental College & Hospital, Rishikesh, por ter esclarecido as minhas dúvidas e por me ter ajudado de todas as formas possíveis com a sua orientação.

Gostaria de agradecer à **Dra. Deepshikha Singh**, ao Dr. **Syed Aliya Haque e** à **Dra. Akriti Chauhan,** professores catedráticos do Departamento de Odontopediatria e Odontologia Preventiva do Seema Dental College & Hospital, Rishikesh, por partilharem os seus conhecimentos neste domínio e por me ajudarem a concluir o meu trabalho a tempo.

Gostaria de exprimir a minha gratidão e o meu apreço solene aos meus queridos seniores **Dr. Deepashree Sawkar, Dr.ª Mamta Sharma e Dr. Mridul**, que sempre me ajudaram e orientaram com os seus conhecimentos e experiência. Uma nota de profunda gratidão à minha colega e amiga **Dra. Pooja Panwar** por ter sido sempre o pilar de força e encorajamento ao longo desta jornada. Estou grata aos meus colegas **Dr. Chandni Dhyani, Dr.ª Leina Raj Pradhan e Dr. Yoshita** pelo seu apoio constante ao longo de todo este percurso. Agradeço também a todo o pessoal não docente do departamento, ao Sr. **Dinesh, ao Sr. Devendra e ao Sr. Balram**, que sempre estiveram presentes para ajudar na dissertação.

Os meus agradecimentos especiais aos meus primos **Dr. Anirban Adhikary e Sra. Megha Bhatt e** ao **meu amigo Dr. Sananda Chowdhury** pelo seu apoio moral ao longo desta jornada de altos e baixos.

ÍNDICE

Introdução 7
Revisão da literatura 12
Discussão 25
Conclusão 80
Resumo 83
Referências 87

ABREVIATURAS

1.	AI	ARTIFICIAL INTELLIGENCE
2.	ANN	ARTIFICIAL NEURAL NETWORK
3.	BPTT	BACK PROPAGATION THROUGH TIME
4.	CAD/CAM	COMPUTER AIDED DESIGN/ COMPUTER AIDED MANUFACTURING
5.	CNN	CONVOLUTIONAL NEURAL NETWORK
6.	COCO	COMMON OBJECTS IN CONTEXT
7.	CRPN	CARIES RISK PREDICTION MODEL
8.	DL	DEEP LEARNING
9.	ECC	EARLY CHILDHOOD CARIES
10.	FIS	FUZZY INFERENCE SYSTEM
11.	FNN	FEEDFORWARD NEURAL NETWORK

12.	GAN	GENERATIVE ADVERSARIAL NETWORK
13.	GOFAI	GOOD OLD FASHIONED AI
14.	GPS	GENERAL PROBLEM SOLVER
15.	GRU	GATED RECURRENT UNIT
16.	ML	MACHINE LEARNING
17.	NLP	NATURAL LANGUAGE PROCESSING
18.	PDP	PARALLEL DISTRIBUTED PROCESSING
19.	SVM	SUPPORT VECTOR MACHINE
20.	RF	RANDOM FOREST
21.	RNN	RECURRENT NEURAL NETWORK
22.	SAP	SYSTEM APPLICATION AND PROCESSING
23.	SNN	SHALLOW NEURAL NETWORK
24.	YOLO	YOU ONLY LOOK ONCE

Introdução

Na era dos rápidos avanços tecnológicos, um domínio que se encontra na vanguarda da inovação é a inteligência artificial (IA). O seu potencial transformador tem permeado diversas indústrias, revolucionando a forma como as tarefas são executadas, as decisões são tomadas e a informação é processada. O termo "Inteligência Artificial" (IA) foi utilizado pela primeira vez por John McCarthy numa conferência em 1956, mas o conceito de IA foi concebido no ano de 1943. [1] O objetivo da IA era criar robôs que pudessem reproduzir o trabalho realizado pelos seres humanos. Entre estes domínios, os cuidados de saúde estão a passar por uma mudança profunda e, neste contexto, a odontopediatria surge como uma esfera atraente onde as aplicações de IA são extremamente promissoras. Embora a IA seja um conceito difícil de definir, na sua definição mais lata, pode raciocinar e realizar processos cognitivos através de um algoritmo de máquina.[1]

A aprendizagem automática é um subconjunto da inteligência artificial que se centra no desenvolvimento de algoritmos e modelos que permitem aos computadores aprender e melhorar o seu desempenho numa tarefa específica através da experiência, sem serem explicitamente programados. Por outras palavras, a aprendizagem automática permite que os sistemas de IA aprendam com os dados e façam previsões ou tomem decisões com base nessa aprendizagem. Vários tipos de sistemas de IA utilizam a aprendizagem automática como componente central. Alguns dos tipos mais comuns incluem:

1. **Processamento de linguagem natural (PNL):** processa e compreende a linguagem humana
2. **Visão por computador:** Analisa e interpreta a informação visual do mundo.

3. **Sistemas de recomendação:** Sugerem produtos, filmes, música ou outros itens ao utilizador com base nas suas preferências.
4. **Veículos autónomos:** Utilizar a aprendizagem automática para processar dados de sensores
5. **Aplicações no sector da saúde:** Utilizado em várias aplicações no sector da saúde
6. **Jogos e agentes de IA:** Utilizado para criar agentes de IA inteligentes que podem aprender e adaptar o seu comportamento.
7. **Deteção de fraudes e deteção de anomalias:** Utilizada para detetar padrões invulgares nos dados.
8. **Robótica**

A aprendizagem automática (AM) e a aprendizagem profunda (AP) são dois domínios fundamentais da IA que são atualmente utilizados na medicina, em vez dos padrões construídos manualmente utilizados no passado. [2] A aprendizagem automática cria modelos estatísticos e algoritmos em computadores para melhorar a compreensão e a cognição. Inclui algoritmos de formação em grandes conjuntos de dados para detetar padrões e utilizar esses padrões para prever ou decidir sobre novos dados. Por outro lado, a DL é um ramo da aprendizagem automática que utiliza redes neuronais artificiais para reproduzir a forma como o cérebro humano aprende.[1] São treinadas utilizando grandes quantidades de dados e algoritmos e são mais exactas. Uma classe de DL é a Rede Neuronal Artificial (RNA), que é composta por pequenas unidades de comunicação, conhecidas como neurónios, dispostas em camadas. Uma subclasse de RNA, ou seja, as Redes Neuronais Convolucionais (RNC), é predominantemente utilizada na medicina dentária e na medicina geral.[3]

A odontopediatria, como ramo especializado da medicina dentária, trata da saúde oral e dos cuidados dentários de bebés, crianças e adolescentes. É essencial abordar os problemas de saúde dentária nestes anos de formação para garantir o bem-estar e o desenvolvimento geral dos jovens. Tradicionalmente, os dentistas têm confiado nos seus conhecimentos e nas técnicas convencionais para diagnosticar e tratar problemas de saúde oral. No entanto, com o advento da IA, surgiram novas oportunidades para aumentar as práticas clínicas e melhorar os resultados para os pacientes. A integração da IA na medicina dentária pediátrica apresenta uma perspetiva fascinante para revolucionar o campo. As capacidades da IA na análise de dados, no reconhecimento de padrões e na tomada de decisões têm o potencial de apoiar os profissionais de medicina dentária na realização de diagnósticos exactos, no desenvolvimento de planos de tratamento personalizados e na prestação de cuidados mais eficientes e precisos.

A integração da IA na odontopediatria é uma promessa imensa para elevar os cuidados ao paciente, otimizar os resultados do tratamento e transformar as práticas dentárias. Na odontopediatria, a IA pode ser particularmente benéfica devido à sua capacidade de ajudar no diagnóstico, no planeamento do tratamento, na gestão do paciente, na análise comportamental, na investigação e na análise de dados.

É importante notar que, embora a IA tenha um potencial imenso, não se destina a substituir a perícia e o discernimento humanos. Em vez disso, serve como uma ferramenta valiosa que pode melhorar as capacidades dos dentistas pediátricos, melhorar o atendimento ao paciente e otimizar a gestão da prática dentária. Tal como acontece com qualquer aplicação médica, a integração da IA na medicina dentária pediátrica deve ser feita com uma adesão rigorosa às normas éticas e de privacidade para proteger os dados dos pacientes e garantir uma utilização responsável da tecnologia. [4]

Ao desvendar os potenciais benefícios e abordar os desafios éticos, esta dissertação procura abrir caminho para uma incorporação inovadora e responsável das tecnologias de IA no delicado domínio dos cuidados de saúde dentários pediátricos.

Revisão da literatura

Rosmai MD, Sameemii AK et al[5] em **2010** fizeram um estudo para avaliar a capacidade de um modelo de rede neural fuzzy e de um modelo de regressão fuzzy para prever a probabilidade de um indivíduo desenvolver cancro oral com base no conhecimento dos seus hábitos de risco e perfis demográficos. Verificaram que não havia diferenças significativas no desempenho de previsão entre os três modelos para conjuntos de preditores de entrada única e de duas entradas. No entanto, a regressão difusa e a rede neural difusa tiveram um melhor desempenho do que os clínicos do cancro oral quando o tamanho do conjunto de indicadores de entrada foi aumentado para três e quatro.

Xie X, Wang L et al[6] em **2010** publicaram um artigo sobre o desenvolvimento de um sistema pericial de tomada de decisão (ES) para o tratamento ortodôntico de pacientes entre 11 e 15 anos de idade para determinar se a extração é necessária, utilizando redes neurais artificiais (RNA). A rede neural artificial construída neste estudo foi eficaz, com 80% de precisão, para determinar se o tratamento com extração ou sem extração era o melhor para a má oclusão.

Saghiri MA, Asgar K et al[7] no ano de **2012** desenvolveram uma nova abordagem para localizar o forame apical menor utilizando uma rede neural artificial e concluíram que a RNA pode atuar como uma segunda opinião para localizar o forame apical em radiografias para aumentar a precisão da determinação do comprimento de trabalho por radiografia.

Bas B, Ozgonenel O et al[8] em **2012,** estudaram o uso de redes neurais artificiais na diferenciação de subgrupos de distúrbios internos temporomandibulares e concluíram que o diagnóstico de DTMs é um desafio para os dentistas, especialmente para aqueles que não têm formação em cirurgia maxilofacial. As RNA podem ser desenvolvidas para ajudar os dentistas a obter interpretações correctas e a diminuir o erro humano.

Khanna SS & Dhaimade PA[9] no ano de **2017** publicaram um artigo de revisão sobre a utilização da inteligência artificial na medicina dentária e explicaram que, embora os avanços na IA, como as redes neuronais, o processamento da linguagem natural, o reconhecimento de imagens e o reconhecimento da fala, tenham transformado o campo da medicina e da medicina dentária de muitas formas, têm uma série de inconvenientes e desafios que ainda não foram ultrapassados. Um deles é o elevado custo inicial do equipamento.

Lee JH, Kim DH et al[10] publicaram um estudo em **2018** com o objetivo de desenvolver um sistema de deteção assistido por computador baseado num algoritmo de rede neural convolucional profunda (CNN) e de avaliar a potencial utilidade e precisão deste sistema para o diagnóstico e previsão de dentes periodontalmente comprometidos (PCT) e demonstraram que o algoritmo CNN profundo era útil para avaliar o diagnóstico e a previsibilidade de PCT.

Lee JH, Kim DH et al[11] em **2018,** utilizaram um algoritmo de rede neural convolucional baseado na aprendizagem profunda para detetar e diagnosticar cáries dentárias e sugeriram que um algoritmo CNN baseado na aprendizagem profunda pode proporcionar um desempenho consideravelmente bom na deteção de cáries dentárias em radiografias periapicais.

Park WJ e Park JB[12] publicaram em **2019** um artigo que fornece uma visão sobre a história e a aplicação das redes neurais artificiais na medicina dentária e explicaram que a utilização da IA está a avançar rapidamente para além da -prática dentária baseada em texto -e em imagens

Yaji A, Prasad S et al[13] em **2019** fizeram uma revisão sobre a utilização da radiologia Dento-Maxilo-Facial da IA. Concluíram que, em termos económicos, a IA poderia traduzir-se em melhores cuidados aos doentes, especialmente nos países em desenvolvimento com dificuldades de acesso a especialistas. Um único especialista, com a ajuda da inteligência artificial, poderia potencialmente gerir o rastreio de uma grande população com tempo e custos reduzidos.

Bouletreau P, Makaremi M et al[14] , publicaram um artigo de revisão no ano **de 2019**, fornecendo uma visão sobre a aplicação da inteligência artificial na cirurgia ortognática. Aqui, entre outras estratégias, eles descreveram a IA como uma das medidas que poderiam ser tomadas para trazer um imenso impacto nos planos de tratamento ortognático-cirúrgico, desde o diagnóstico inicial até o tratamento de acompanhamento. Referiram também o envolvimento de toda a classe médica para gerir com êxito a utilização da inteligência artificial no diagnóstico e tratamento dos doentes e para conseguir uma simbiose positiva entre o sentido clínico e a IA.

Bunyarit SS, Jayaraman J et al[15] no ano **de 2019**, descreveram a estimativa da idade dentária de crianças e adolescentes chineses da Malásia utilizando a rede neural de perceção multicamada. Eles falaram sobre a necessidade de dados étnicos específicos que podem ser usados para estimar a DA de crianças e adolescentes em aplicações clínicas e forenses usando o modelo de rede ANN-MLP para permitir uma estimativa de idade mais precisa.

Baliga SM[16] publicou, no ano **de 2019,** um artigo sobre a Inteligência Artificial como a próxima fronteira na odontopediatria e concluiu que uma improvisação dramática da odontopediatria baseada na IA mudaria a forma como praticamos e ensinamos. A medicina dentária e os cuidados de saúde oral são, de forma promissora, um cliente muito natural para aplicações de inteligência artificial num futuro próximo.

You W, Hao A et al[17] no ano **2020** propuseram um sistema automatizado de deteção de placa dentária que utiliza técnicas de aprendizagem profunda para analisar imagens de dentes primários. Basearam-se nos avanços da aprendizagem profunda, em particular das Redes Neuronais Convolucionais (CNN), para desenvolver um sistema de deteção de placa bacteriana eficiente e preciso. Utilizam um grande conjunto de dados de imagens de dentes primários, anotados com rótulos de verdade para regiões de placa dentária, para treinar o seu modelo de aprendizagem profunda.

Priyadarshini SR e Ku Sahoo P[4] no ano de **2020** publicaram um artigo sobre a utilização da inteligência artificial no futuro da medicina dentária. Concluíram que a IA proporcionaria uma qualidade superior e cuidados abrangentes aos doentes em medicina dentária. Estas inovações permitiriam aos dentistas trabalhar com precisão em todos os aspectos do diagnóstico e do planeamento do tratamento.

Zakirulla M, Javed S et al[18] no ano de **2020** analisaram a história, o conceito e a mais recente aplicação da IA no domínio da odontopediatria e concluíram que a IA ajuda em vários domínios, como o processo de tomada de decisões, e os não profissionais a obter informações de nível especializado.

Kurup RJ, Sodhi A et al[19] em **2020**, descreveram a adoção da inteligência artificial nos cuidados de saúde. Referiram também a necessidade de uma documentação adequada das informações do paciente, protocolos de tratamento rápidos e fiáveis através da robótica no domínio da cirurgia, o que incentivou a utilização destas tecnologias de software para ajudar o dentista a diagnosticar e tratar os pacientes de forma produtiva.

Devlin H, Williams T et al[20] no ano de **2020** efectuaram um estudo comparativo para avaliar a capacidade dos dentistas para detetar cáries proximais apenas do esmalte em radiografias bitewing com ou sem a utilização de software de IA e concluíram que o software de IA melhora significativamente a capacidade dos dentistas para detetar cáries proximais apenas do esmalte e pode ser considerado como uma ferramenta de apoio à medicina dentária preventiva na prática geral.

Yang YH, Kim JS et al[21] em **2020** utilizaram algoritmos de aprendizagem automática para prever a cárie dentária em crianças de 12 anos e concluíram que os modelos de aprendizagem automática são mais úteis do que os modelos estatísticos para prever o índice CPOD e o risco de cárie em crianças de 12 anos.

Chen YW, Stanley K et al[22] no ano **2020** publicaram um artigo sobre as aplicações actuais e a perspetiva futura da inteligência artificial na medicina dentária e descreveram que um novo tipo de coordenação interprofissional entre clínicos, investigadores e engenheiros será fundamental para o desenvolvimento da IA na medicina dentária.

Gomez FR, Marcus M et al[23] , em **2021,** avaliaram o potencial do rastreio de cáries dentárias em crianças utilizando um algoritmo de aprendizagem automática aplicado às percepções dos pais sobre a saúde oral dos seus filhos, avaliada por inquérito, e demonstraram como a utilização de algoritmos de aprendizagem automática baseados em inquéritos sobre saúde oral pode ajudar os prestadores de cuidados dentários a identificar os principais indicadores de cáries dentárias em bebés e crianças pequenas.

Peng J, Zeng X et al[24] no ano de **2021** realizaram um estudo sobre a abordagem de aprendizagem automática para descobrir padrões de utilização ocultos de cuidados dentários na primeira infância entre crianças seguradas pelo Medicaid e concluíram que entre as crianças seguradas pelo Ohio Medicaid, cinco subpopulações com padrões clínicos, de custo e de utilização distintos foram descobertas e validadas através de uma abordagem baseada em dados.

Reyes LT, Knorst JK et al[25] em **2021** descreveram a base para a aplicação do ML em diferentes subdomínios dentários nos últimos anos, para identificar os algoritmos típicos utilizados nos estudos e para resumir o âmbito e os desafios da utilização destas técnicas na prática clínica dentária.

Ahmed N, Abbasi MS et al[26] em **2021,** fizeram uma revisão sistemática para estudar as técnicas de inteligência artificial para análise, aplicação e resultado em Odontologia. Os seus resultados mostraram que os dentistas podem utilizar a IA para garantir um tratamento de qualidade, melhores resultados em termos de cuidados de saúde oral e alcançar a precisão. A IA pode ajudar a prever falhas em cenários clínicos e apresentar soluções fiáveis. No entanto, a IA está a aumentar o âmbito dos modelos de ponta em medicina dentária, mas ainda está em desenvolvimento.

Ahn Y, Hwang JJ et al[27] , em **2021 publicaram** um artigo de revisão onde discutiram sobre o Sistema de Classificação Automatizada de Mesiodens Utilizando a Aprendizagem Profunda em Radiografias Panorâmicas de Crianças. Neste artigo, eles sugeriram várias medidas preventivas que poderiam ser implementadas em diferentes fases do crescimento de uma criança. Concordaram que os modelos de rede de aprendizagem profunda utilizados neste estudo proporcionaram uma elevada precisão na classificação da presença de mesiodens nas radiografias panorâmicas de dentição mista.

Bichu YM, Hansa I et al[28] em **2021**, reviram o conceito de Aplicações da inteligência artificial e da aprendizagem automática em ortodontia. Eles sugeriram que houve um aumento exponencial no número de estudos envolvendo várias aplicações ortodônticas de IA e ML. Os domínios mais frequentemente estudados foram o diagnóstico e o planeamento do tratamento, a deteção e/ou análise automatizada de marcos anatómicos e a avaliação do crescimento e desenvolvimento.

Caliskan S[29] , realizou um estudo-piloto no ano de **2021**, em radiografias panorâmicas de 19 000 crianças com idades compreendidas entre os 5 e os 12 anos, no Departamento de Medicina Dentária Pediátrica e Preventiva da Universidade de Osmangazi, para utilizar a abordagem de aprendizagem profunda na classificação e deteção de dentes decíduos submersos. Concluíram que o desempenho da solução de diagnóstico assistido por computador proposta é comparável ao dos especialistas. É útil diagnosticar molares submersos com uma aplicação de IA para evitar erros.

Ha EG, Jeon KJ et al[30] em **2021**, teve como objetivo desenvolver um modelo de inteligência artificial capaz de detetar mesiodens em radiografias panorâmicas de vários grupos de dentição. O modelo proposto mostrou um bom desempenho nos conjuntos de dados de teste internos e externos e tinha potencial para uso clínico para detetar mesiodens em radiografias panorâmicas de todos os tipos de dentição.

Karhade DS, Roach J et al[31] no ano de **2021** publicou um artigo sobre classificador de aprendizado de máquina automatizado para cárie na primeira infância. Eles concluíram que os classificadores de cárie infantil automatizados Parsimonious, incluindo autorrelatos de item único, podem ser valiosos para a triagem ECC. O classificador pode acomodar informações biológicas que podem ajudar a melhorar o seu desempenho no futuro.

Khanagar SB, Al Ehaideb A et al[32] , no ano de **2021,** analisaram o desenvolvimento, a aplicação e o desempenho da inteligência artificial em medicina dentária e concluíram que os sistemas automatizados alimentados por IA tiveram um desempenho extremamente bom em vários cenários. Embora a IA seja amplamente utilizada em vários domínios da medicina dentária, algumas especialidades, como a pedodontia e a patologia oral, ainda carecem do desenvolvimento e da aplicação da tecnologia de IA.

Kilic MC, Bayrakdar IS et al[33] realizaram um estudo no ano de **2021** sobre a utilização de um sistema de inteligência artificial para a deteção e numeração automáticas de dentes decíduos em radiografias panorâmicas e concluíram que os modelos de IA baseados em aprendizagem profunda são uma ferramenta promissora para o mapeamento automático de radiografias dentárias panorâmicas de crianças. Para além de servir como uma medida de poupança de tempo e uma ajuda para os clínicos, a IA desempenha um papel valioso na identificação forense.

Pang L, Wang K et al[34] publicaram um artigo em **2021** sobre a utilização de um algoritmo de aprendizagem automática sobre factores ambientais e genéticos para a previsão do risco de cárie em adolescentes e concluíram que o modelo de previsão do risco de cárie podia identificar com precisão os indivíduos com um risco de cárie elevado e muito elevado, mas subestimava os riscos para os indivíduos com um risco de cárie baixo e muito baixo.

Schliekwnrieder A, Meyer O et al[35] no ano de **2021** investigaram o desempenho de diagnóstico de uma rede neural convolucional treinada para a deteção e categorização de selantes de fissuras a partir de fotografias intra-orais, utilizando o padrão de perito como referência. Concluiu-se que era possível obter uma boa concordância com o padrão de referência para a deteção automatizada de selantes utilizando métodos de inteligência artificial.

Nguyen TT, Larrivée N et al[3] publicaram, no ano de **2021,** um artigo sobre as tendências clínicas actuais e os avanços da investigação sobre a IA em medicina dentária e concluíram que a IA deve ser encarada como um recurso complementar, para ajudar os dentistas e os especialistas. É crucial garantir que a IA é integrada de forma segura e controlada para assegurar que os seres humanos mantêm a capacidade de dirigir o tratamento e tomar decisões informadas em medicina dentária.

Babu A, Onesimu JA et al[36] no ano de **2021** analisaram os conceitos, aplicações e desafios de investigação da inteligência artificial em medicina dentária. Concluíram que os modelos de inteligência artificial têm o potencial de ser uma ferramenta útil para o diagnóstico de cáries e disfuncionalidade dentária.

Tauqir S[37] publicou um editorial no ano de **2021** sobre a contribuição da IA para a transformação da medicina dentária. Explicou que a utilização da IA nos procedimentos dentários tem de ser garantida; espera-se a sua aplicação com supervisão humana e uma medicina dentária baseada em provas. A educação dentária tem de ser introduzida em soluções clínicas de IA, promovendo a literacia digital no futuro liveware dentário.

Khanagar SB, Alfouzan K et al [38] em **2022** fizeram uma revisão sistemática sobre o desempenho dos modelos de inteligência artificial concebidos para aplicação em odontopediatria e concluíram que os modelos são muito eficientes na identificação e categorização de crianças em vários grupos de risco a nível individual e comunitário. Ajudam também a desenvolver estratégias preventivas, incluindo a conceção de práticas de higiene oral e a adoção de hábitos alimentares saudáveis para os indivíduos.

Lee YH, Won Jh et al[39] no ano de **2022,** efectuaram um estudo sobre a previsão do grupo etário com parâmetros radiomorfométricos panorâmicos utilizando algoritmos de aprendizagem automática e estabeleceram modelos de aprendizagem automática lineares e não lineares aceitáveis para uma estimativa do grupo etário dentário utilizando múltiplos parâmetros radiomorfométricos maxilares e mandibulares.

Mahajan K, Kunte SS et al [40] no ano de **2022**, numa revisão sistemática sobre inteligência artificial em odontopediatria, concluíram que havia uma falta de sensibilização para a prevenção da cárie dentária entre o grupo de estudo. A IA é uma ferramenta eficaz e poderosa para ajudar os dentistas pediátricos. Apresenta uma elevada exatidão, especificidade e sensibilidade como ferramenta de diagnóstico.

Agrawal P e Nikhade P[41] , no ano de **2022,** fizeram uma revisão sobre a inteligência artificial em medicina dentária e concluíram que a IA deve ser encarada como uma ferramenta de aumento para ajudar os dentistas a realizar tarefas mais úteis, como a integração de informações sobre os doentes e o reforço das relações profissionais. A inteligência artificial contemporânea é excelente na utilização de conhecimentos estruturados e na compreensão de grandes quantidades de dados. Mas não é capaz de criar associações como o cérebro humano e só parcialmente é capaz de tomar decisões complicadas numa situação clínica.

Mujoo S, Alqahtani AS et al[42] no ano de **2022,** descreveram a aplicação clínica da Inteligência Artificial em radiologia oral e concluíram que este sistema reduziu a carga de trabalho dos radiologistas ao registar e apresentar rapidamente os dados, observando assim a resposta ao tratamento com um menor risco de enviesamento cognitivo.

Magdline A, Moses J et al[43] em **2023** fizeram um estudo de revisão sobre a utilização da inteligência artificial em Odontopediatria e descreveram que a IA poderia ajudar a ultrapassar as falhas dos cuidados dentários tradicionais que têm sido amplamente criticadas. A IA em medicina dentária está a emergir como um benefício para os médicos na melhoria dos pacientes e na simplificação de protocolos complicados através de resultados previsíveis.

Tanwir F, Mazhar S et al[2] , no ano de **2023,** publicaram um artigo sobre a inteligência artificial em medicina dentária e descreveram a IA como uma ferramenta fiável para os dentistas prestarem cuidados dentários sem problemas, com mais economia de tempo e previdência.

Ding H, Wu J et al[44] no ano de **2023** realizaram um estudo de revisão sobre a aplicação da inteligência artificial em medicina dentária. A revisão narrou a história e a classificação da IA, resumiu as aplicações da IA em medicina dentária, discutiu a relação entre a EBD e a ML e teve como objetivo ajudar os profissionais de medicina dentária a compreenderem melhor a IA como uma ferramenta para auxiliar o seu trabalho de rotina com maior eficiência.

Mahajan K, Kunte SS et al [45] no ano de **2023** fizeram uma revisão sistemática sobre a utilização da inteligência artificial em odontopediatria e concluíram que a IA é uma ferramenta de diagnóstico eficaz e tem potencial para ajudar em vários aspectos da odontopediatria.

Chen CC, Kunte SS et al[46] no ano de **2023** propuseram um novo modelo de conjunto (DL) baseado em algoritmos de rede neural convolucional profunda (CNN) para prever a posição do dente, detetar a forma, detetar o nível ósseo interproximal restante e detetar a perda óssea radiográfica (RBL) utilizando radiografias periapicais e bitewing.

Discussão

O QUE É A INTELIGÊNCIA ARTIFICIAL

A inteligência artificial (IA) pode ser definida como o estudo de agentes inteligentes, ou seja, qualquer máquina que possa perceber o que a rodeia e tomar medidas para aumentar a probabilidade de atingir os seus objectivos.[4]

A definição de IA pode ser complexa devido à sua natureza multidisciplinar. Na sua essência, a IA refere-se à simulação de processos de inteligência humana por máquinas, especialmente sistemas informáticos. Estes processos incluem a resolução de problemas, a aprendizagem, o raciocínio, a perceção, a compreensão da linguagem e a tomada de decisões. Os sistemas de IA têm por objetivo reproduzir as funções cognitivas que estão normalmente associadas às mentes humanas.

No passado, os sistemas artificialmente inteligentes utilizavam regras especialmente criadas para realizar as tarefas exactas para as quais tinham sido concebidos. Cada tarefa requer engenharia, conhecimento específico do domínio e afinação manual do sistema por especialistas na matéria. Por exemplo, um sistema criado para encontrar lesões em imagiologia médica procuraria nódulos com uma cor invulgar e uma forma específica. Os componentes de afinação do sistema podem ser um espetro de tonalidades de tecidos saudáveis ou os comprimentos e larguras mínimos de potenciais nódulos. Atualmente, um subconjunto da IA conhecido como aprendizagem automática e, mais recentemente, aprendizagem profunda, é utilizado na medicina.[3]

Como se pode ver na Figura 1, enumeram-se a seguir algumas terminologias e componentes importantes da inteligência artificial. [36]

A aprendizagem automática (AM), um subdomínio da inteligência artificial, consiste em sistemas que aprendem a executar tarefas inteligentes sem a ajuda de informações pré-determinadas ou regras pré-escritas. Em vez disso, sem a ajuda de humanos, os sistemas encontram padrões em casos de um vasto conjunto de dados. Para tal, é definido um objetivo e as funções configuráveis do sistema são optimizadas para ajudar o utilizador a atingi-lo. Um algoritmo de aprendizagem automática aprende através da exposição a exemplos aleatórios e da afinação progressiva dos "ajustáveis" na direção da resposta correcta. Este processo é conhecido como treino. O sistema encontra assim padrões que pode utilizar posteriormente para analisar novas fotografias.

A aprendizagem profunda (AP) é um ramo da aprendizagem automática. Os modelos de aprendizagem profunda aprendem com os dados através de um processo designado por formação. Durante o treino, o modelo ajusta os seus parâmetros internos (pesos e enviesamentos) para minimizar a diferença entre as suas previsões e os valores-alvo reais num conjunto de dados. Este processo utiliza frequentemente técnicas de otimização como a descida de gradiente estocástica para encontrar os melhores valores de parâmetros.

As redes neuronais que utilizam neurónios sintéticos calculam sinais de uma forma semelhante à do cérebro humano.

A ciência dos dados é o processo de análise de dados e de extração de informações úteis a partir dos mesmos.

Big Data Ao analisar um conjunto de dados considerável e atempado que tem vindo a desenvolver-se de forma constante ao longo dos anos, o big data fornece aos utilizadores informações fiáveis.

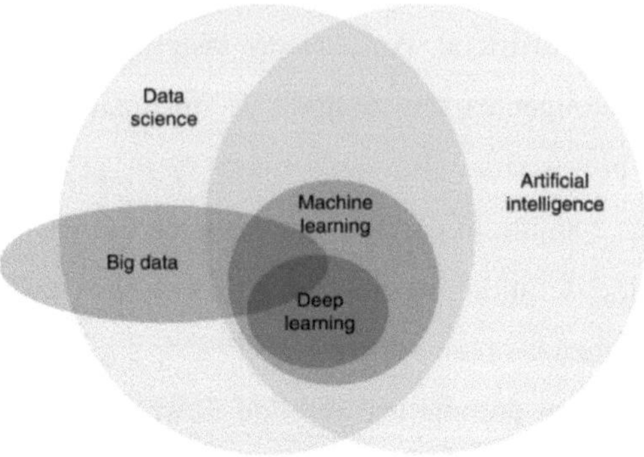

Fig1: Elementos-chave dos sistemas de inteligência artificial[36]

As redes neuronais (NN) são redes de inspiração biológica. Existem outras variações de NN, mas as redes neuronais artificiais (ANN), as redes neuronais de convolução (CNN) e as redes adversárias generativas (GAN) são as mais significativas[44] . A rede neural artificial (RNA), uma estrutura de numerosas unidades microscópicas de comunicação denominadas neurónios, organizadas em camadas, é uma das classes mais conhecidas de algoritmos de DL. Uma camada de entrada, uma camada de saída e camadas ocultas intermédias constituem uma rede neural.[49] Uma rede neural superficial (SNN) pode conter uma ou algumas camadas ocultas, enquanto uma rede neural profunda (DNN) pode ter muitas camadas ocultas. Uma vez que os seus valores não são pré-determinados nem discerníveis externamente, estes níveis são designados por ocultos. O objetivo é permitir calcular o valor exato da camada de saída visível, baseando-se hierarquicamente nos dados obtidos a partir da camada de entrada visível. A arquitetura de uma determinada rede neuronal é definida pela disposição das ligações entre os neurónios e os pesos da rede neuronal são os pontos fortes das ligações, que podem ser ajustados com precisão.[3]

A rede neural convolucional (CNN) é uma das subclasses de RNA mais frequentemente utilizadas em medicina e medicina dentária. A convolução é uma técnica matemática utilizada pelas CNNs para interpretar dados digitais, incluindo som, imagem e vídeo. Também utiliza um design específico de ligação de neurónios. As CNN utilizam uma janela deslizante para analisar uma imagem ou sinal de maiores dimensões, percorrendo uma pequena área de entradas de cada vez, da esquerda para a direita e de cima para baixo. São o algoritmo mais utilizado para o reconhecimento de imagens porque se adequam muito bem à tarefa de classificação de imagens.[49]

O algoritmo de aprendizagem profunda Generative Adversarial Network (GAN) foi criado por Goodfellow et al.[53] em 2014. Trata-se de uma técnica de aprendizagem não supervisionada destinada a produzir novos dados com características ou padrões semelhantes aos dados de entrada, identificando automaticamente padrões a partir dos dados de entrada. Um gerador e um discriminador são as duas redes neurais que compõem um GAN. O objetivo final do gerador é fornecer dados que o discriminador não consegue distinguir dos dados derivados dos dados de entrada originais ou dos dados produzidos pelo gerador. O objetivo final do discriminador é separar tão claramente quanto possível os dados produzidos pelo gerador dos dados utilizados como entrada. No GAN, as duas redes competem entre si, e ambas se desenvolvem em resultado do conflito[44] .

No passado, os modelos de inteligência artificial eram designados por "caixas negras" porque produziam resultados sem explicar porquê ou como chegavam a eles (Fig. 3 [a]). Pelo contrário, a IA moderna cria um "mapa térmico" a partir de um input (como uma imagem, como mostra a Fig. 3 [b]) e depois prevê um resultado (como "gato", como mostra a Fig. 3 [b]). Este mapa de calor gerado ilustra a forma como a previsão foi determinada pelas variáveis de entrada (por exemplo, "pixéis", como se vê na Fig. 3). Isto permite a diferenciação entre métodos de previsão seguros e aplicáveis, como a categorização de imagens de gatos destacando as orelhas e o nariz do animal.[41]

Uma rede neuronal feedforward, também conhecida como rede neuronal artificial feedforward ou simplesmente rede neuronal feedforward (FNN), é um tipo fundamental de rede neuronal artificial (RNA). Caracteriza-se pela sua arquitetura, em que a informação flui num único sentido, desde a camada de entrada, passando por uma ou mais camadas ocultas, até à camada de saída, sem quaisquer circuitos de retorno ou ligações recorrentes.

Principais componentes e conceitos de feedforward:

- Camada de entrada: A camada de entrada é o ponto de partida da rede e é constituída por neurónios (nós) correspondentes às características ou variáveis de entrada. Cada neurónio da camada de entrada representa uma caraterística, e estes neurónios passam os seus valores diretamente para a camada seguinte.
- Camadas ocultas: Entre as camadas de entrada e de saída, pode haver uma ou mais camadas ocultas. Estas camadas ocultas contêm neurónios que efectuam cálculos nos dados de entrada através de ligações ponderadas. O termo "oculta" refere-se ao facto de a sua saída não ser diretamente observável; são camadas intermédias que ajudam a rede a aprender padrões complexos nos dados.

- Pesos e desvios: Cada ligação entre neurónios tem um peso associado, que determina a força da ligação. Além disso, cada neurônio tem um termo de polarização, que ajuda a controlar a ativação do neurônio. Ajustar esses pesos e vieses durante o treinamento é como a rede aprende a fazer previsões precisas.
- Funções de ativação: Os neurônios em cada camada são normalmente associados a uma função de ativação. As funções de ativação comuns incluem a sigmoide, a tangente hiperbólica (tanh) e a unidade linear retificada (ReLU). Essas funções introduzem a não-linearidade na rede, permitindo que ela modele relações complexas nos dados.
- Camada de saída: A camada de saída produz as previsões finais ou saídas da rede. O número de neurónios na camada de saída depende da natureza da tarefa. Por exemplo, uma tarefa de classificação binária pode ter um neurónio para a saída binária, enquanto uma tarefa de classificação multi-classe pode ter vários neurónios, um para cada classe.
- Função de perda: Uma função de perda (também conhecida como função de custo ou função objetivo) mede o erro ou a discrepância entre as saídas previstas e os verdadeiros valores alvo. O objetivo da rede durante o treinamento é minimizar essa perda, ajustando os pesos e as polarizações.
- Treinamento: O treino de uma rede neural feedforward envolve a utilização de algoritmos de otimização, como a descida de gradiente, para atualizar os pesos e as tendências iterativamente, reduzindo a função de perda e melhorando a precisão de previsão da rede.
- Retropropagação: O algoritmo de retropropagação é usado para calcular os gradientes da perda em relação aos pesos e polarizações da rede. Esses gradientes orientam as atualizações

de peso e polarização durante o treinamento, permitindo que a rede aprenda com seus erros.

As redes neurais feedforward são usadas em uma ampla gama de aplicações de aprendizado de máquina e aprendizado profundo, incluindo classificação de imagens, processamento de linguagem natural, regressão e muito mais. São relativamente simples quando comparadas com arquitecturas mais complexas, como as redes neuronais recorrentes (RNN) ou as redes neuronais convolucionais (CNN), mas podem ser eficazes para várias tarefas quando adequadamente concebidas e treinadas.

A retropropagação, abreviatura de "retropropagação de erros", é um algoritmo fundamental utilizado na formação de redes neurais artificiais, incluindo modelos de aprendizagem profunda. É o principal método de atualização dos pesos de uma rede neural durante o processo de formação para minimizar o erro entre as saídas previstas e reais.

Aqui está uma visão geral de como funciona a retropropagação:

1. Passe para a frente:
   - Durante a passagem para a frente, os dados de entrada são passados através da rede neuronal, camada a camada.
   - Cada camada efectua uma soma ponderada das suas entradas e aplica uma função de ativação para produzir uma saída.
   - A saída da camada final é comparada com os valores-alvo reais e é calculado um erro (frequentemente uma função de perda) para medir o desempenho da rede.
2. Passe para trás:

- Na passagem para trás, o erro é propagado para trás através da rede para atualizar os pesos e os desvios do modelo.
- O gradiente da função de perda em relação a cada peso e polarização é calculado utilizando a regra da cadeia do cálculo. Este gradiente representa a direção e a magnitude da alteração necessária para reduzir o erro.
- Começando pela camada de saída e recuando camada a camada, os gradientes são calculados para os pesos e desvios de cada camada.
- Os pesos e as polarizações são actualizados utilizando um algoritmo de otimização (por exemplo, descida de gradiente ou uma das suas variantes) para minimizar o erro. A regra de atualização envolve normalmente a subtração de uma fração do gradiente dos valores actuais.

3. Iteração:
   - Os passos 1 e 2 são repetidos iterativamente durante um número predefinido de épocas ou até o erro convergir para um nível aceitável.
   - Cada iteração actualiza os pesos e os desvios do modelo, melhorando gradualmente a sua capacidade de fazer previsões precisas.

A retropropagação é crucial para o treinamento de redes neurais profundas, pois permite que a rede aprenda representações complexas e hierárquicas dos dados. É importante notar que a retropropagação se baseia no gradiente da função de perda, razão pela qual é frequentemente utilizada em conjunto com algoritmos de otimização baseados em gradientes. Além disso, várias melhorias e técnicas de otimização foram desenvolvidas ao longo dos anos para tornar a retropropagação mais eficiente e estável ao treinar redes profundas.

Uma rede neural recorrente (RNN) é um tipo de rede neural artificial concebida para processar sequências de dados. Ao contrário das redes neuronais feedforward tradicionais, que processam os dados numa única passagem, as RNN são capazes de manter um estado oculto que lhes permite captar informações sobre passos de tempo anteriores numa sequência. Isso torna as RNNs particularmente adequadas para tarefas que envolvem dados seqüenciais, como previsão de séries temporais, processamento de linguagem natural, reconhecimento de fala e muito mais.

As principais características das redes neurais recorrentes incluem:

1. Conexões recorrentes: As RNNs têm conexões recorrentes que permitem que a informação flua de um passo de tempo para o seguinte dentro da rede. Essa conexão recorrente é normalmente implementada como um loop, o que permite que a rede mantenha um vetor de estado oculto.
2. Estado oculto: O estado oculto de uma RNN funciona como uma memória de informações passadas. É atualizado em cada passo de tempo e contém informações de passos de tempo anteriores na sequência. A entrada atual e o estado oculto anterior são combinados para calcular o novo estado oculto.
3. Processamento de sequências: As RNNs são adequadas para processar sequências de diferentes comprimentos. Podem receber sequências de entrada de diferentes comprimentos e produzir sequências de saída ou fazer previsões em cada passo de tempo.
4. Treinamento: As RNNs são treinadas usando o backpropagation through time (BPTT), que é uma variante do algoritmo

backpropagation. O BPTT calcula gradientes em relação aos parâmetros do modelo, desenrolando a rede ao longo do tempo e propagando os erros para trás.

No entanto, as RNN tradicionais têm limitações, incluindo dificuldades em captar dependências de longo prazo em sequências devido ao problema do gradiente de desaparecimento. Para resolver estes problemas, foram desenvolvidas várias variantes de RNN, como as redes de memória de curto prazo longa (LSTM) e as redes de unidade recorrente fechada (GRU). Estas variantes têm arquitecturas mais complexas que lhes permitem captar as dependências a longo prazo e atenuar o problema do gradiente de fuga.

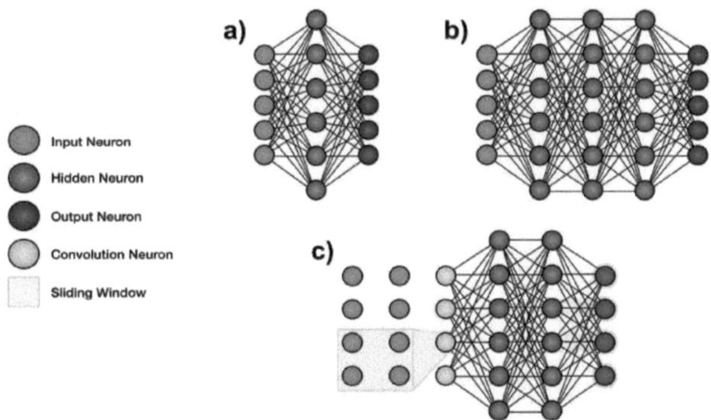

Fig 2: Representação esquemática da arquitetura das redes neuronais. **a.** As redes neuronais superficiais são compostas por uma camada de entrada, algumas camadas ocultas e uma camada de saída. **b.** As redes neuronais profundas têm uma camada de entrada, várias camadas ocultas e uma camada de saída. **c.** As redes neuronais convolucionais utilizam filtros para analisar uma pequena vizinhança das entradas.[3]

Em resumo, as redes neuronais recorrentes (RNN) são uma classe de redes neuronais concebidas para tratar dados sequenciais, mantendo estados ocultos que captam informações de passos de tempo anteriores. Têm encontrado aplicações numa vasta gama de domínios em que os dados têm uma estrutura temporal ou sequencial, como o processamento de linguagem natural, o reconhecimento de voz, a análise de vídeo, etc.

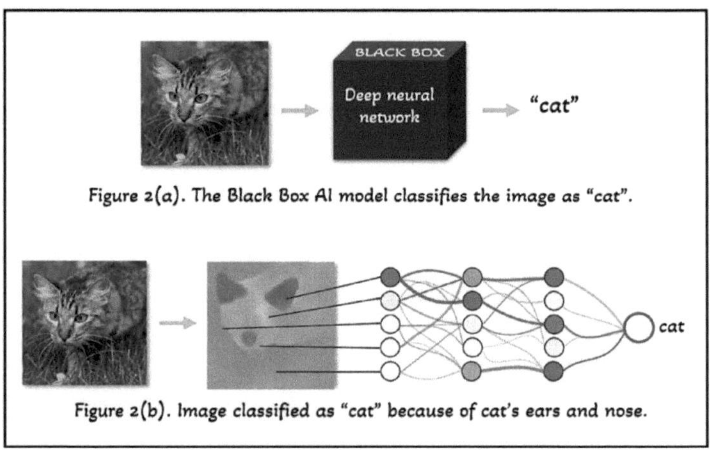

Fig 3: Representação esquemática do funcionamento dos modelos de Inteligência Artificial [41]

Lógica difusa: Ao contrário do pensamento humano, o pensamento da inteligência artificial é exato. Por exemplo, se uma pessoa tivesse de estacionar um carro, procuraria um espaço vazio em vez de procurar um lugar exato para estacionar, mesmo que não estivesse vazio. Por conseguinte, as teorias dos conjuntos difusos e da lógica difusa foram desenvolvidas para permitir que os computadores reproduzam verdadeiramente os processos de pensamento humano.

A lógica difusa é um quadro matemático que trata do raciocínio e da tomada de decisões em situações de incerteza e imprecisão. Foi desenvolvida por Lotfi Zadeh na década de 1960 como uma extensão da lógica clássica (booleana), que se baseia em valores binários de verdadeiro/falso (0 e 1)[54] . Em contrapartida, a lógica difusa permite que valores entre 0 e 1 representem graus de verdade ou de pertença a um conjunto, o que a torna adequada para tratar informações vagas ou incertas.

Os conceitos-chave da lógica difusa incluem[54] :

1. Funções de associação: A lógica difusa utiliza funções de associação para definir o grau em que um elemento pertence a um determinado conjunto. Estas funções de associação podem assumir várias formas (triangular, trapezoidal, sigmoidal, etc.) para captar a imprecisão dos dados do mundo real.
2. Conjuntos Fuzzy: Os conjuntos difusos são definidos pelas suas funções de associação e representam a medida em que os elementos pertencem a um determinado conjunto. Ao contrário dos conjuntos clássicos, que são binários (um elemento está ou não no conjunto), os conjuntos difusos permitem uma associação parcial.
3. Regras difusas: A lógica difusa utiliza um conjunto de regras "se-então" para tomar decisões ou tirar conclusões. Estas regras exprimem a forma como as variáveis de entrada se relacionam com as variáveis de saída em termos linguísticos (por exemplo, "se a temperatura for fria e a humidade for elevada, aumentar o aquecimento").
4. Sistema de Inferência Fuzzy (FIS): Um sistema de inferência fuzzy é a estrutura que combina dados de entrada com regras fuzzy para gerar decisões de saída. Envolve três componentes principais: fuzzificação (conversão de valores de entrada nítidos em valores fuzzy), avaliação de regras e defuzzificação (conversão de valores de saída fuzzy novamente em valores nítidos).

5. Sistemas de Controlo Fuzzy: A lógica difusa é amplamente utilizada em sistemas de controlo, especialmente em aplicações em que é difícil estabelecer modelos matemáticos precisos. Os sistemas de controlo difusos podem adaptar-se a condições variáveis e lidar eficazmente com sistemas não lineares e complexos.

A aplicação da lógica difusa abrange uma vasta gama de domínios, incluindo[54] :

- Sistemas de controlo: Os controladores difusos são utilizados em vários processos industriais, desde o controlo da temperatura em sistemas AVAC até ao controlo da velocidade em máquinas de lavar roupa.
- Reconhecimento de padrões: A lógica difusa pode ser aplicada em sistemas de reconhecimento de imagem e de voz.
- Sistemas de apoio à decisão: A lógica difusa ajuda a tomar decisões com base em informações imprecisas ou incompletas.
- Sistemas periciais: A lógica difusa é utilizada em sistemas baseados no conhecimento para imitar o raciocínio humano.
- Processamento de linguagem natural: A lógica difusa é utilizada em tarefas de modelação linguística e de compreensão da linguagem.
- Robótica: A lógica difusa é utilizada no planeamento de trajectórias e na prevenção de obstáculos em robótica.

A lógica difusa constitui uma ferramenta poderosa para lidar com a incerteza e a imprecisão nas aplicações do mundo real, em que a lógica binária exacta é frequentemente insuficiente. Permite um comportamento mais humano da IA.

HISTÓRIA DA INTELIGÊNCIA ARTIFICIAL

O termo "inteligência artificial" não é novo. Na edição de 1950 de Mind, Alan Turing afirmou o seguinte no seu ensaio "Computing Machinery and Intelligence"[51] :

"Creio que, no final do século (XX), o uso das palavras e a opinião educada geral terão mudado tanto que se poderá falar de pensamento maquinal sem esperar ser contrariado."

A história da inteligência artificial (IA) é um percurso complexo e multifacetado que se estende por muitas décadas. Segue-se uma panorâmica dos principais marcos e desenvolvimentos neste domínio[44] :

1. **Conceitos iniciais (1940-1950):** Os alicerces da IA foram lançados nas décadas de 1940 e 1950, com o trabalho de pioneiros como Alan Turing, que desenvolveu o conceito do Teste de Turing para avaliar a capacidade de uma máquina exibir um comportamento inteligente. Em 1950, Turing também publicou um artigo intitulado "Computing Machinery and Intelligence", que explorava a possibilidade de criar máquinas capazes de pensar.
2. **Workshop de Dartmouth (1956):** O termo "inteligência artificial" foi cunhado, e o campo da IA foi oficialmente lançado no Workshop de Dartmouth em 1956. Este evento reuniu investigadores de renome, incluindo John McCarthy, Marvin Minsky, Nathaniel Rochester e Claude Shannon, para discutir o potencial de criação de máquinas que pudessem simular a inteligência humana.
3. **Primeiros resultados da IA (1950-1960):** Durante este período, os investigadores fizeram progressos significativos no desenvolvimento de programas que podiam resolver problemas

simbolicamente. Programas como o Logic Theorist, criado por Allen Newell e Herbert Simon, demonstraram a capacidade de provar teoremas matemáticos.

4. **Domínio da IA simbólica (1960-1970):** A IA simbólica, também conhecida como "boa IA à moda antiga" (GOFAI), centrava-se na utilização de símbolos e regras para representar o conhecimento e efetuar raciocínios. O General Problem Solver (GPS) e o conceito de sistemas periciais surgiram durante este período. No entanto, as limitações tornaram-se evidentes à medida que os problemas complexos do mundo real se revelaram difíceis de resolver utilizando abordagens simbólicas.
5. **inverno da IA** (1970-1980)**:** Apesar do entusiasmo inicial, o progresso da IA sofreu retrocessos devido às elevadas expectativas e à incapacidade de as concretizar. O financiamento diminuiu, levando ao que é conhecido como o "inverno da IA", um período de menor interesse e investimento na investigação em IA.
6. **Conexionismo e redes neuronais (1980-1990):** Esta era assistiu a uma mudança para modelos conexionistas, que enfatizam a utilização de redes neuronais para simular processos cognitivos humanos. O desenvolvimento de algoritmos de retropropagação para o treino de redes neuronais e o aparecimento de modelos de processamento distribuído paralelo (PDP) foram desenvolvimentos fundamentais durante este período.
7. **Ascensão da aprendizagem automática (1990-2000):** A aprendizagem automática ganhou proeminência, com avanços em algoritmos como as árvores de decisão, as máquinas de vectores de apoio e as redes Bayesianas. Este período também

testemunhou o desenvolvimento de aplicações práticas, como filtros de spam e sistemas de recomendação.

8. **Ressurgimento da aprendizagem profunda (2010-presente):** A aprendizagem profunda, um subconjunto da aprendizagem automática, registou um ressurgimento graças aos avanços na capacidade computacional, à disponibilidade de grandes conjuntos de dados e a algoritmos melhorados. As redes neuronais profundas demonstraram um desempenho excecional em tarefas como o reconhecimento de imagens e de voz, o processamento de linguagem natural e o jogo.

CLASSIFICAÇÃO DA INTELIGÊNCIA ARTIFICIAL

A IA pode ser genericamente classificada em dois tipos, com base na capacidade e na funcionalidade[51] :

A) TIPO BASEADO NA CAPACIDADE: Com base na capacidade de aprendizagem e de aplicação desses conhecimentos, a IA divide-se em 3 tipos:

1) **IA estreita (IA fraca):** A IA estreita refere-se a sistemas de IA que são concebidos e treinados para executar uma tarefa específica ou um conjunto de tarefas estreitamente relacionadas. Estes sistemas de IA são excelentes nas tarefas que lhes são atribuídas, mas não têm a capacidade de transferir os seus conhecimentos ou competências para tarefas fora do seu domínio. Exemplos de IA restrita incluem assistentes pessoais virtuais (como a Siri e a

Alexa), sistemas de recomendação e software de reconhecimento de imagem.

2) **IA geral (IA forte):** A IA geral, também conhecida como IA forte ou Inteligência Artificial Geral (AGI), refere-se a sistemas de IA que possuem uma inteligência semelhante à humana e podem compreender, aprender e aplicar conhecimentos numa vasta gama de tarefas, tal como um ser humano. A AGI é ainda um conceito teórico e ainda não foi concretizada. Seria capaz de realizar qualquer tarefa intelectual que um ser humano possa fazer, desde jogar xadrez a conduzir um carro ou escrever poesia.
3) **Superinteligência artificial:** Prevê-se que, quando a IA atingir o nível de inteligência geral, aprenderá rapidamente a um ritmo tão rápido que as suas capacidades ultrapassarão as dos próprios seres humanos. A ASI serviria como tecnologia de base para a IA totalmente autónoma e outros robôs humanóides. A ideia que lhe está subjacente é também o que dá poder às "aquisições de IA", um tema mediático comum que aparece nos filmes.

B) **TIPO BASEADO NA FUNCIONALIDADE:** A funcionalidade diz respeito à forma como uma IA aplica as suas capacidades de aprendizagem para processar dados, responder a estímulos e interagir com o seu ambiente. Como tal, a IA pode ser dividida em quatro categorias:

1. **Máquinas reactivas:** Uma máquina reactiva é a forma mais básica de IA; pode responder a exigências e tarefas imediatas, mas não tem capacidade para armazenar memória ou aprender com experiências anteriores. As máquinas reactivas são a primeira forma de IA a ser desenvolvida.
2. **Memória limitada:** IA que pode armazenar conhecimentos e utilizá-los para aprender e treinar para tarefas futuras.

3. **Teoria da mente:** IA que pode sentir e responder às emoções humanas, além de realizar as tarefas das máquinas de memória limitada.
4. **Autoconsciente:** IA capaz de reconhecer as emoções dos outros, além de ter sentido
5. de inteligência própria e de nível humano, a fase final da IA

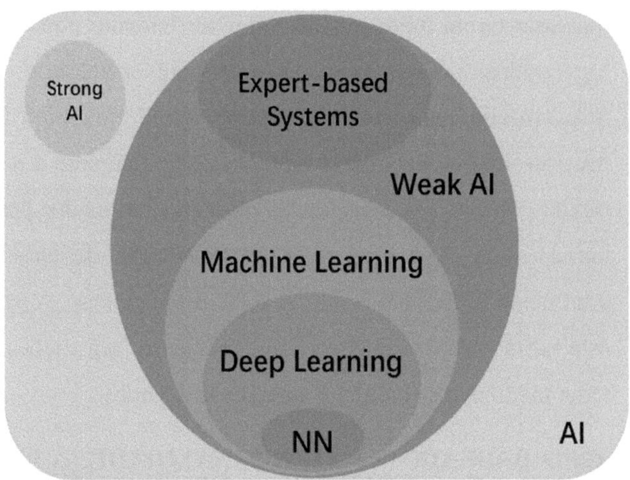

Fig 4 Diagrama esquemático da relação entre IA, IA forte, IA fraca, sistemas baseados em peritos, aprendizagem automática, aprendizagem profunda e redes neuronais (NN).[44]

INTELIGÊNCIA ARTIFICIAL NA MEDICINA DENTÁRIA

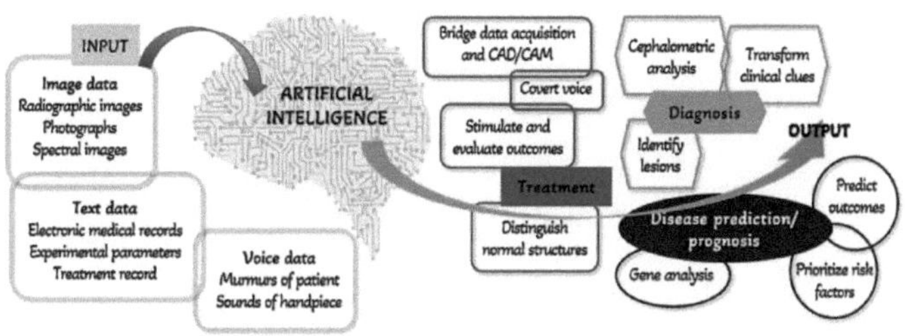

Fig5: Hierarquia do Sistema de Inteligência Artificial[41]

A Inteligência Artificial na medicina dentária começou a desempenhar um papel importante com o desenvolvimento da computação de dados e a disponibilidade de uma grande quantidade de dados de pacientes. Por exemplo, em radiologia, é gerado um tipo específico de algoritmo para ajudar na deteção e tratamento de patologias ou doenças orais. A IA segue a hierarquia fundamental das máquinas: entrada, processamento e saída. Em medicina dentária, podem ser utilizados como dados de entrada dados de voz, dados de texto (registos médicos ou de tratamento, parâmetros experimentais) ou dados de imagem (imagens espectrais ou radiográficas, fotografias). Após o processamento destes dados de entrada, as redes neuronais produzem um resultado. O resultado pode ser um prognóstico, um diagnóstico, um curso de terapia ou uma previsão da doença. Para fazer um diagnóstico, pode analisar dados cefalométricos, avaliar pistas clínicas ou identificar lesões utilizando diferenças de voxel. Identificando as estruturas típicas, extraindo e avaliando os resultados, transformando os dados da fala ou ligando a aquisição de dados e o CAD/CAM, prevê a forma como os dados fornecidos serão tratados. O programa de inteligência artificial pode utilizar a previsão de resultados, a hierarquização de factores de risco ou a análise de genes para prever a doença ou o seu prognóstico.

IA na medicina dentária operatória

O diagnóstico da cárie é tradicionalmente feito por exame visual e tátil ou por exame radiográfico. Mas quando estão presentes fissuras profundas, fortes contactos interproximais e lesões secundárias, torna-se difícil identificar as lesões que se encontram nas fases iniciais. Muitas lesões acabam por ficar ocultas até que a cárie dentária progrida para um estado avançado, necessitando de um tratamento mais complexo, como um implante, uma terapia de canal ou uma coroa dentária. Embora a radiografia dentária (panorâmica, periapical ou bitewing) e o explorador (ou sonda dentária) tenham sido amplamente utilizados e considerados como técnicas de diagnóstico muito fiáveis para identificar a cárie dentária, uma grande parte do rastreio e do diagnóstico final depende normalmente da experiência dos dentistas.

A investigação sobre a identificação de cáries dentárias, fracturas radiculares verticais, lesões apicais, avaliação volumétrica do espaço pulpar, avaliação do desgaste dentário, etc., tem sido realizada no campo da medicina dentária operativa. Numa radiografia bidimensional (2D), cada pixel da escala de cinzentos tem uma intensidade ou brilho que indica a densidade do objeto. O algoritmo de IA pode aprender e reconhecer os padrões nas características supramencionadas e fazer previsões para proporcionar um planeamento de tratamento adequado. Lee et al.[11] desenvolveram um algoritmo de CNN para detetar e diagnosticar cáries dentárias em periapicais. Kühnisch et al.[55] propuseram que, com uma precisão de pelo menos 90%, os algoritmos de IA podem identificar cavidades associadas a cáries em fotografias intra-orais legíveis por máquina. Quando Schwendicke et al.[56] compararam a relação custo-eficácia da IA com o diagnóstico dos dentistas para a deteção de cáries proximais, os resultados indicaram que a IA era mais eficiente e menos dispendiosa.

De acordo com os estudos acima referidos, a IA artificial pode detetar lesões numa fase inicial com uma precisão igual ou superior à dos dentistas. Para tal, é necessária a colaboração de várias disciplinas, envolvendo cientistas informáticos e médicos. Enquanto os cientistas informáticos constroem o conjunto de dados e o algoritmo de aprendizagem automática, os médicos marcam manualmente as imagens radiográficas com o local da cárie. Por fim, a precisão e a exatidão dos resultados do treino são verificadas em colaboração por cientistas informáticos e médicos.[22]

IA em periodontia

A periodontite é uma das doenças mais comuns na cavidade oral. Entre as doenças mais comuns encontra-se a periodontite. Milhares de milhões de pessoas sofrem desta doença que, se não for tratada, pode causar a perda de dentes e até problemas de mobilidade dos dentes[83]. A deteção precoce e o tratamento da periodontite são necessários para evitar casos graves. Na prática clínica, a recessão gengival e as profundidades de sondagem das bolsas são utilizadas para diagnosticar a doença periodontal. A perda de inserção clínica é normalmente medida utilizando o Índice de Rastreio Periodontal (PSI). No entanto, o exame clínico carece de fiabilidade, uma vez que a experiência dos dentistas ainda desempenha um papel significativo no rastreio da doença periodontal, o que pode levar a um diagnóstico errado da perda localizada de tecido periodontal[72].

A inteligência artificial tem sido utilizada em periodontia para identificar potenciais tipos de doença periodontal e diagnosticar a periodontite[84, 85]. Além disso, Krois et al.[72] utilizaram a CNN para identificar a perda óssea periodontal (PBL) em radiografias panorâmicas. Lee et al.[53] avaliaram a exatidão e a potencial utilização de um algoritmo de CNN sugerido para identificar dentes com uma saúde periodontal comprometida sem falhas. Yauney et al.[83] afirmaram que um algoritmo da CNN criado pela sua equipa de estudo, utilizando dados relativos à saúde sistémica, poderia avaliar doenças periodontais.

IA na ortodontia

A experiência e as preferências do ortodontista são normalmente tidas em consideração ao organizar um tratamento ortodôntico. Uma vez que cada paciente e ortodontista são diferentes, o curso do tratamento é decidido em conjunto pelas duas partes. No passado, os ortodontistas tinham de trabalhar muito para detetar a má oclusão, uma vez que era necessário ter em conta vários factores na análise cefalométrica, o que tornava difícil escolher um curso de terapia e prever os seus resultados[87] . A melhor ferramenta para as dificuldades ortodônticas é a inteligência artificial. A IA está a ser utilizada em ortodontia para o planeamento do tratamento e para a previsão de resultados. Uma dessas aplicações é a simulação de alterações na aparência de imagens faciais antes e depois do tratamento. Com a utilização de algoritmos de IA, os efeitos do tratamento ortodôntico, os padrões esqueléticos e os pontos de referência anatómicos nos cefalogramas laterais[88] podem ser facilmente reconhecidos, facilitando substancialmente a comunicação entre o paciente e o dentista.

Thanathornwong[67] criou um sistema de apoio à decisão, baseado em Bayesian, para determinar se o tratamento ortodôntico é uma terapia necessária, utilizando como entrada dados referentes à ortodontia. Um modelo de rede neural artificial (RNA) foi apresentado por Xie et al.[59] para avaliar se as radiografias cefalométricas laterais necessitam de extracções; Jung et al.[61] também sugeriram um sistema de avaliação nesse sentido. A IA está a ser utilizada para encontrar pontos de referência cefalométricos, para além de prever as extracções necessárias para fins ortodônticos. Um método de DL para a identificação automática de pontos cefalométricos em radiografias com elevada precisão foi demonstrado por Park et al.[89]. Algoritmos semelhantes de inteligência artificial foram criados por Bulatova et al.[90] e Kunz et al.[91] , com níveis de precisão na identificação de pontos que estavam ao nível dos examinadores humanos. Yu et al.[92] propuseram uma abordagem automática para a classificação do esqueleto utilizando radiografias cefalométricas laterais.

Os sistemas de IA são utilizados não só para a categorização e localização de múltiplos pontos cefalométricos, mas também para o planeamento do tratamento ortodôntico. Utilizando dados cefalométricos laterais, Choi et al. (93) desenvolveram um modelo de IA para determinar se a cirurgia é necessária.

IA em patologia oral e maxilofacial

O exame de anomalias patológicas e a identificação de doenças na região oral e maxilofacial são o foco da especialidade conhecida como patologia oral e maxilofacial (OMFP). O cancro oral é considerado o tipo mais grave de POM. A Organização Mundial de Saúde (OMS) refere que, anualmente, mais de 657 000 pessoas em todo o mundo recebem um diagnóstico de cancro oral e mais de 330 000 dessas pessoas morrem[94] . A principal aplicação da investigação em IA tem sido a deteção de tumores e cancro utilizando imagens de radiografia, microscopia e ultrassonografia. Além disso, a IA pode identificar áreas anómalas a partir de radiografias, incluindo as glândulas salivares e parótidas, os músculos interdigitados da língua e os nervos da cavidade oral. Foi demonstrado que os algoritmos CNN são uma ferramenta útil para identificar automaticamente tumores. A IA é também utilizada em ortopedia pré-cirúrgica, avaliação da fala, cirurgia, avaliação de riscos e diagnóstico no tratamento de fendas labiais e palatinas .[79]

Para diferenciar as lesões benignas das lesões malignas da mucosa, a deteção e o diagnóstico precoces são cruciais. As lesões malignas necessitam de ressecção cirúrgica. No entanto, várias das lesões têm características físicas idênticas, sendo necessário recorrer à radiografia e a lâminas de biopsia para o diagnóstico. Os patologistas utilizam a análise microscópica para determinar o diagnóstico das doenças, examinando o aspeto das amostras coradas em lâminas de vidro[80] . Os patologistas têm uma tarefa laboriosa que exige muita energia. Apenas cerca de 20% de todas as biópsias que requerem exame acabam por ser cancros. Assim, a IA pode ser uma ferramenta útil neste esforço.

IA na prótese dentária

Na prótese dentária, a preparação do dente, a moldagem, o corte do molde, o desenho da restauração, o fabrico, a prova e a cimentação são passos comuns no processo de preparação de uma coroa dentária. É no desenho das restaurações que a inteligência artificial é mais utilizada em prótese dentária. O trabalho de desenho digital foi possibilitado pelo CAD/CAM em soluções disponíveis no mercado, como o 3Shape, o Siona e o CEREC. Apesar do facto de a utilização de uma biblioteca de dentes para a criação de coroas ter melhorado significativamente a eficiência do processo, ainda não é possível obter um desenho personalizado para cada paciente. Com o avanço da inteligência artificial (IA), Hwang et al.[100] e Tian et al.[101] apresentaram métodos de ponta baseados em modelos 2D-GAN para criar uma coroa, estudando os desenhos criados pelos técnicos. Os modelos 3D dos dentes foram transformados em mapas de profundidade 2D para serem utilizados como dados de treino. De acordo com os resultados de Ding[102] , foi utilizada uma rede 3DDCGAN no processo de produção de coroas, utilizando diretamente dados 3D. A morfologia das coroas criadas era comparável à dos dentes naturais. É possível obter um fluxo de trabalho mais ideal com grande eficiência através da integração da IA com CAD/CAM ou impressão 3D/4D. A IA também foi aplicada à previsão da descolagem em restaurações CAD/CAM e à correspondência de cores. Em contraste com a prótese fixa, a conceção de próteses removíveis é mais difícil porque há mais variáveis e elementos a ter em conta. Embora tenham sido criados vários sistemas especializados (baseados no conhecimento), não existe atualmente nenhum método de aprendizagem automática acessível para o objetivo de desenvolver próteses removíveis. A maioria dos métodos actuais de aprendizagem automática está orientada para apoiar a conceção de próteses removíveis. Os exemplos incluem a classificação das arcadas dentárias e a previsão da aparência facial em indivíduos desdentados.

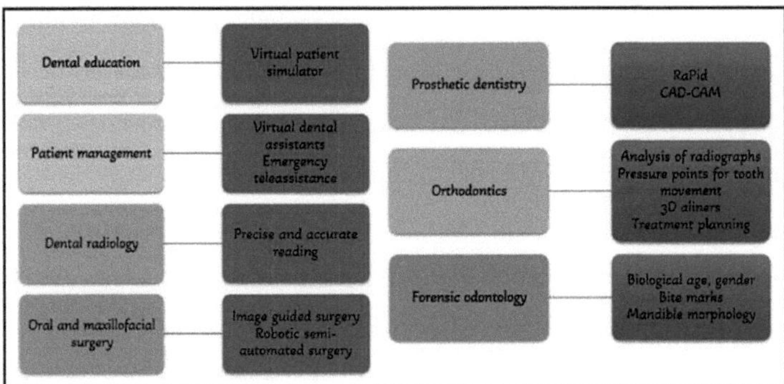

Fig6: Other applications of AI in dentistry[41]

Tabela 1: Literatura de ponta baseada em IA em Medicina Dentária[41]1

Autor	Ano	Técnica	Descrição	Aplicação
Speight et al.[57]	1995	ANN	Avaliação do risco de cancro oral	Infeção oral
Devito et al[58]	2008	ANN	Um modelo baseado em IA para identificar cáries dentárias proximais	Cárie dentária
Xie et al[59]	2010	ANN	Uma abordagem de IA para determinar se são necessárias extracções antes do tratamento	Má oclusão dentária

			ortodôntico	
Saghiri et al[60]	2012	ANN	Sistema ANN para localizar o forame apical menor	Dente
Jung e Kim[61]	2016	ANN	Diagnóstico de extração ortodôntica	Má oclusão dentária
Imangaliyev et al[62]	2016	CNN	Classificação de amostras de placa dentária utilizando aprendizagem profunda	Placa dentária
Eun et al[63]	2016	CNN	Radiografia dentária periapical para localização orientada de dentes	Dente
Aubreville et al[64]	2017	CNN	Diagnóstico do carcinoma espinocelular oral utilizando um sistema de IA	Cavidade oral
De Tobel et al[65]	2017	CNN	Um método automatizado de previsão da idade utilizando radiografias panorâmicas para classificar o crescimento dos terceiros molares inferiores	Dente
Johari et al[66]	2017	PNN	As FRV em dentes não danificados e tratados endodonticamente são diagnosticadas utilizando uma rede	Dente

			neural probabilística	
Thanathorn wong[67]	2018	Redes Bayesianas	Apoio à decisão clínica no dente utilizando a IA	Dente
Patcas et al[68]	2018	CNN	Análise dos resultados do tratamento dentário	Dente
Zhang et al[69]	2018	CNN	É utilizada uma árvore de etiquetas com uma estrutura de rede em cascata para reconhecer os dentes	Dente
Lee et al[11]	2018	CNN	Deteção e diagnóstico de cáries dentárias	Dente (cárie)
Feres et al[70]	2018	SVM	Classificação da periodontite como agressiva ou crónica	Periodontia
Casalegno et al[71]	2019	CNN	Em imagens de transiluminação por infravermelhos próximos (TI), foi desenvolvido um modelo baseado em IA para reconhecer e localizar lesões dentárias	Cáries dentárias
Krois et al[72]	2019	CNN	Sistema de deteção de perda óssea periodontal	Periodonto
Chen et al[73]	2019	CNN	Um conjunto de ferramentas baseado na CNN para reconhecer e contar dentes	Dente
Ekert et al[74]	2019	CNN	Foi desenvolvido um método de IA para a deteção de lesões	Dente

			apicais	
Fukuda et al[75]	2019	CNN	IA para detetar fracturas verticais das raízes	Dente
Hiraiwa et al[76]	2019	CNN	IA para classificar as morfologias radiculares dos primeiros molares inferiores	Dente
Tuzoff et al[77]	2019	CNN	Deteção e contagem automáticas de dentes utilizando IA	Dente
Vinayahalingam et al[78]	2019	CNN	Nas OPGs, foi detectado o nervo alveolar inferior para as raízes dos terceiros molares inferiores	Dente
Yu et al[79]	2020	ANN	Sistema de diagnóstico do esqueleto	Pontos de referência anatómicos
Patil et al[80]	2020	ANN	RNA para determinar o género	Mandíbula
Schwendicke e outros[81]	2020	CNN	Em imagens de transiluminação de luz infravermelha próxima, a CNN pode detetar lesões de cárie	Cárie dentária
Leite et al[82]	2020	CNN	Previsão da condição dentária com base em relatórios tirados de uma radiografia panorâmica	Dente

INTELIGÊNCIA ARTIFICIAL EM ODONTOPEDIATRIA

É altamente viável garantir os melhores cuidados dentários possíveis através da utilização de tecnologias de IA para apoiar os dentistas no seu trabalho. Desta forma, podemos antecipar uma previsão mais precisa dos resultados do tratamento, bem como avanços na precisão do diagnóstico e do planeamento do tratamento. Embora a aprendizagem profunda ajude os dentistas principalmente no diagnóstico, a IA também promete aumentar a produtividade dos dentistas, melhorando a exatidão e a precisão. Todas as áreas da endodontia, incluindo fracturas radiculares, lesões periapicais, cáries dentárias e radiculares, viabilidade das células estaminais, arquitetura do sistema de canais radiculares, entre outras, beneficiaram da aplicação da IA[41] . A IA começou a demonstrar o seu valor numa variedade de procedimentos de odontopediatria à medida que a disponibilidade de dados foi melhorando. Na medicina dentária pediátrica, em particular, os modelos CNN são utilizados para diagnosticar os doentes com maior rapidez e precisão. Esta utilização, por sua vez, motiva os pacientes a trabalhar de forma mais cooperativa com os seus dentistas, o que aumenta a taxa de sucesso dos cuidados dentários.

Gestão e diagnóstico do comportamento pediátrico

Dado que a necessidade de serviços de saúde mental e de saúde geral entre crianças e adolescentes continua a aumentar, são necessárias soluções inovadoras para elevar o nível e a acessibilidade dos cuidados. A IA pode ajudar numa vasta gama de tarefas no domínio da pediatria do desenvolvimento e do comportamento, como o diagnóstico, o tratamento, a administração e a regulação, bem como a previsão e a classificação de riscos. Por exemplo, a Cognoa, uma empresa de saúde comportamental pediátrica, está a desenvolver soluções digitais de diagnóstico e terapêuticas com o objetivo de permitir um acesso equitativo aos cuidados e melhorar a vida e os resultados das crianças e famílias que vivem com problemas de saúde comportamental.[127]

A Cognoa envia a primeira modalidade diretamente aos pais, que consiste num questionário para obter informações sobre o comportamento da criança. Também podem ser utilizados filmes de vídeo com actividades dirigidas, que a empresa utiliza para análise através da aprendizagem profunda. [127]

A terceira modalidade é a interação direta, que também é filmada para obter pistas durante a interação com a criança. Por fim, enviam um questionário ao médico para uma avaliação final da criança. Estas avaliações são integradas num modelo de fusão multi-módulo para efetuar o diagnóstico. [127]

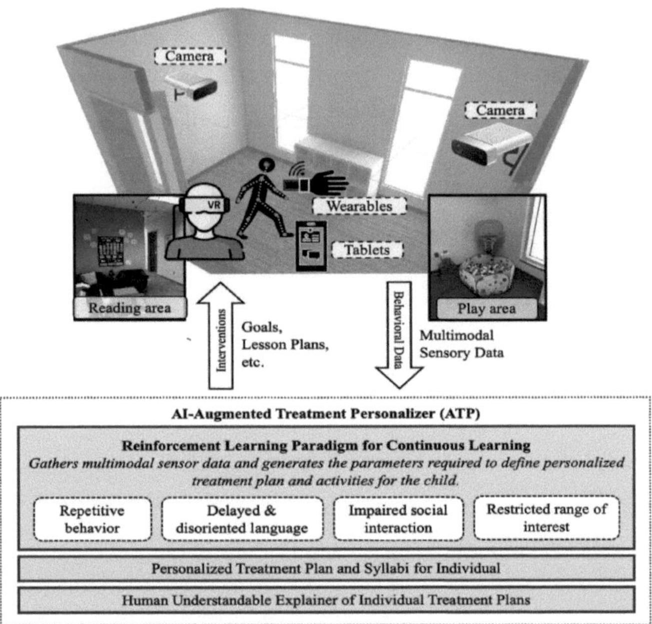

Fig7: É ilustrada a arquitetura do sistema das plataformas de análise comportamental aplicada com recurso a IA. A informação sensorial multimodal é recolhida utilizando sensores invasivos e não invasivos, que são processados por algoritmos de IA para apoiar a tomada de decisões nos paradigmas de tratamento e aprendizagem dos analistas do comportamento. Todos os dados são armazenados de forma segura na nuvem, acessível aos profissionais. Os paradigmas de reforço são configurados de forma personalizada e exclusiva para cada indivíduo. [41]

Análise comportamental com recurso à IA para crianças especiais

O desempenho da ação humana em tempo real, a análise do comportamento facial, a análise da voz, a identificação de disfluências na fala, o movimento motor estereotipado a partir de dados sensoriais e muitas outras capacidades tornaram-se possíveis graças aos recentes avanços da inteligência artificial (IA). Nos últimos cinco anos, a investigação publicada demonstrou a aplicação de técnicas de IA, em especial a DL, para prever o comportamento humano, doenças e estados cognitivos a partir de uma vasta gama de dados sensoriais.[41]

Através do registo da atividade eléctrica das ondas cerebrais, os electroencefalogramas (EEG) têm sido amplamente utilizados para investigar os estados internos do cérebro, a fim de monitorizar a saúde, prever doenças como a de Parkinson e avaliar perturbações emocionais. Embora as condições experimentais durante o registo do EEG entre sujeitos, as diferenças de idade e a diversidade de sujeitos possam levar a contradições no estudo do autismo utilizando o EEG, a laterização anormal do EEG em sujeitos com ASD pode ser utilizada para desenvolver modelos de IA para prever traços de autismo. Estudos anteriores que utilizaram algoritmos de aprendizagem profunda demonstram até que ponto as gravações faciais feitas com câmaras podem ser utilizadas para avaliar o empenho e a atenção das crianças com problemas de desenvolvimento. [41]

Deteção e numeração automática de dentes decíduos em radiografias panorâmicas

A radiografia dentária é um instrumento de diagnóstico essencial que complementa frequentemente as avaliações clínicas de adultos e crianças. Em comparação com outros métodos de radiografia, a radiografia panorâmica oferece as seguintes vantagens: emprega uma dose de radiação baixa, é tecnicamente rápida e simples de utilizar e apresenta os dentes e os ossos faciais de forma abrangente. Devido a estas características, a radiografia panorâmica é a melhor opção para crianças com exigências médicas graves, crianças que não colaboram ou crianças com fortes reflexos de náusea.

No entanto, a radiografia panorâmica tem vários inconvenientes. As imagens de baixa resolução não apresentam os pormenores precisos que a radiografia intra-oral pode fornecer. O paciente deve ser posicionado corretamente para evitar artefactos de posicionamento, o que é frequentemente um desafio em pacientes pediátricos. Para além disso, é difícil visualizar ambos os maxilares em crianças com discordância maxilar-mandibular grave.

No entanto, há uma série de utilizações para a radiografia panorâmica em pediatria, incluindo a avaliação geral de todas as fases da dentição e a avaliação da oclusão, incluindo a infra-oclusão, os dentes impactados e a ligação entre estas anomalias e as estruturas anatómicas circundantes.

Os primeiros passos no diagnóstico dentário são a deteção e a numeração dos dentes através de radiografias dentárias. Com o objetivo de classificar e segmentar as radiografias dentárias, foram desenvolvidas técnicas de processamento de imagens baseadas em morfologia matemática, contorno ativo ou métodos de conjunto de níveis.

Kilic M C et al[126] desenvolveram algoritmos de IA (CranioCatch, Eskisehir Turquia) utilizando modelos R-CNN Inception v2 (COCO) mais rápidos, que podem detetar e numerar automaticamente os dentes decíduos vistos em radiografias panorâmicas pediátricas.

Placa dentária

Uma colónia bacteriana que adere à superfície dos dentes, principalmente nos bordos gengivais e nas zonas interproximais, é o epítome da placa dentária[17] . Mesmo um dentista experiente pode ter dificuldade em identificá-las, particularmente nos casos em que existem poucas, porque pode ser difícil distinguir entre placa e dente.

Até há pouco tempo, os médicos marcavam a área afetada com um explorador ou uma solução reveladora, mas estas técnicas são incómodas e pouco convenientes. O seu sabor desagradável e as manchas persistentes nos lábios e na membrana oral são desvantagens adicionais, que são principalmente de natureza estética[17] . Embora existam outras técnicas que envolvem a espetroscopia de autofluorescência e a análise de imagens digitais, estas têm inconvenientes financeiros e tecnológicos[103] . O primeiro método de imagem eficaz que mediu toda a área afetada pela placa, se existente, foi introduzido com o advento das câmaras digitais e do software de análise de imagem[104] .

No entanto, está atualmente a ser realizado um estudo inédito que utiliza técnicas de aprendizagem profunda baseadas em modelos de IA para identificar os principais dentes afectados pela placa bacteriana. No seu estudo, W. et al.[17] forneceram com êxito sistemas de IA (estrutura CNN) que foram ensinados a identificar a acumulação de placa bacteriana em 886 fotografias dentárias. O modelo demonstrou níveis de desempenho clinicamente aceitáveis quando comparado com um dentista pediátrico com formação. No entanto, ainda existem restrições, uma vez que os resultados diferem significativamente em função da exatidão da imagem final e ainda não é claro qual é o raciocínio da IA para utilizar estratégias específicas para identificar placas[17] . Depois de estas restrições serem levantadas, tanto os pais como os médicos podem utilizar a tecnologia de IA para monitorizar diariamente a higiene oral dos seus filhos.

Avaliar a saúde oral das crianças utilizando kits de ferramentas concebidos por aprendizagem automática

Em comparação com outras secções do corpo, a saúde oral não é geralmente muito valorizada pelos seres humanos e nem sequer a maioria das pessoas faz um exame oral anual. Isto é particularmente válido nos países em desenvolvimento e pobres. Para resolver estas questões, a Organização Mundial de Saúde (OMS) criou um questionário de saúde oral[105] que está disponível para todos os adultos e crianças. O objetivo de uma equipa de investigação era utilizar a aprendizagem automática para criar conjuntos de ferramentas de avaliação da saúde oral que estivessem bem equipados para prever o Índice do Estado de Saúde Oral das Crianças (COHSI) e as Necessidades de Encaminhamento para Tratamento (RFTN)[105][106] . Utilizando a estrutura do PROMIS como referência, Liu et al.[105] criaram um modelo concetual (sistema de banco de itens de saúde oral). Um grupo de especialistas, incluindo dentistas pediátricos, dentistas gerais, cientistas sociais e peritos do PROMIS, criou o modelo concetual para a saúde oral. Os três componentes principais do paradigma concetual são a saúde social, mental e física. O sistema de bancos de itens de saúde oral desenvolvido oferece a base para outras utilizações, incluindo o desenvolvimento de formulários curtos personalizados e direccionados para o planeamento de políticas de saúde oral e/ou avaliação de programas, entre outros.

Os resultados da caixa de ferramentas baseada na aprendizagem automática podem ser utilizados por qualquer pessoa, incluindo pais, crianças e dentistas, para determinar se um paciente necessita de cuidados dentários e para avaliar a sua saúde oral atual. Será imperativo que o ensino da medicina dentária apoie a literacia digital dos futuros profissionais de medicina dentária, a fim de se alinhar com a implementação de tecnologias clínicas de IA. Por conseguinte, a utilização da aprendizagem automática em medicina dentária é bastante vantajosa, uma vez que nos permite produzir resultados com maior rapidez e precisão[108][109] .

Identificação de mesiodens e dentes supranumerários

O mesiodens pode ser diagnosticado com inteligência artificial utilizando um único modelo de aprendizagem profunda[27] . A capacidade de despistagem dos membros inexperientes e mais jovens do pessoal dentário é, na maioria dos casos, a razão pela qual se ignora a existência de dentes extra na radiografia panorâmica. Além disso, um número limitado de dentistas gerais possui a versatilidade necessária para diagnosticar crianças com dentição mista. Com estas desvantagens, a aprendizagem profunda baseada na CNN pode oferecer uma ajuda substancial na identificação de dentes em excesso[110] . No seu estudo, Ahn, Y. et al.[27] utilizaram um modelo de aprendizagem profunda para identificar mesiodens na dentição decídua ou mista, o que implica que os médicos com menos conhecimentos clínicos podem achar mais fácil fazer diagnósticos rápidos e precisos utilizando este método. Utilizaram uma variedade de modelos de aprendizagem profunda, incluindo (Inception-ResNet-V2, ResNet 101, ResNet 18) e Squeeze net, com base na correlação de que as redes mais profundas classificam os mesiodens com mais precisão. Quando comparados com a análise humana, dois modelos de aprendizagem profunda produziram resultados visivelmente mais rápidos, mas a sua taxa de precisão foi ligeiramente inferior à da deteção humana, que foi muito mais rápida.

Três modelos CNN (AlexNet, VGG16-TL e InceptionV3-TL) foram utilizados numa investigação retrospetiva por Mine, Y. et al.[110] para identificar a presença de dentes supranumerários na fase inicial da dentição mista. Surpreendentemente, todos os três modelos tiveram um bom desempenho. A vantagem desses modelos é que eles podem ser facilmente usados num contexto clínico devido à sua simplicidade. Existem algumas desvantagens, como o acesso restrito a conjuntos de dados e a capacidade dos modelos baseados em IA para categorizar imagens que estão fora do âmbito da radiografia panorâmica bidimensional. Para melhorar o seu desempenho para um nível mais relevante para situações do mundo real, deve ser incorporada na sua formação uma quantidade significativa de imagens médicas adquiridas em várias instalações/instituições. Embora existam alguns inconvenientes, como o acesso restrito a conjuntos de dados de uma determinada organização, os modelos baseados em IA podem efetivamente identificar imagens que estão fora do âmbito da radiografia panorâmica bidimensional[110] .

Um método baseado na aprendizagem profunda pode ajudar na deteção precoce de défices dentários ou dentes supranumerários, de acordo com a investigação de Kaya, E. et al.[111] que avaliou a eficácia de um sistema de aprendizagem profunda para identificar germes de dentes permanentes. Também foi proposto que, ao ter acesso a opções de tratamento mais precisas e melhores, os dentistas podem poupar tempo e esforço. Para diagnosticar mesiodens, Kim, J. et al.[112] utilizaram um sistema de aprendizagem profunda [DeeplabV3 plus e Inception-resnet-v2] e concluíram que, embora um processo de identificação totalmente automatizado fosse viável, a quantidade e a localização não podiam ser determinadas.

Por conseguinte, a abordagem de aprendizagem profunda baseada na CNN é uma tecnologia promissora que pode ajudar os dentistas no seu trabalho de diagnóstico; no entanto, antes de poder ser utilizada, são necessários avanços significativos nas aplicações clínicas. Num futuro não muito distante, será necessário construir um sistema de diagnóstico abrangente que possa lidar com uma gama mais vasta de idades e doenças. Consequentemente, a aplicação da aprendizagem profunda baseada na CNN poderá melhorar o rastreio efectuado por dentistas que não são pediatras e permitir que os dentistas pediátricos criem planos de tratamento atempadamente.

Cáries da primeira infância

A CCE é uma doença complexa, uma vez que é influenciada por múltiplas causas[113] . As causas causais não parecem estar relacionadas com os factores comportamentais e ambientais, o que levanta a questão de saber se existe uma componente biológica (genética) que tenha uma maior influência no desenvolvimento da cárie dentária[114] . Embora alguns genes e polimorfismos genéticos tenham sido identificados pelos investigadores como causa de lesões dentárias em pacientes, a maioria dos estudos não encontrou variáveis genéticas relacionadas com a condição[114] . De acordo com Zaorska, K. et al.[114] , a utilização de polimorfismos de nucleótido único (SNP) para prever o risco de cárie dentária pode ser uma ferramenta muito útil para os clínicos, para que possam adotar estratégias de prevenção durante os primeiros anos de vida da criança, e para os pais, para que possam incutir melhores hábitos alimentares. Para prever a existência de cáries dentárias com base nos polimorfismos, os investigadores do seu estudo utilizaram redes neuronais artificiais. Através da implementação de tratamentos precoces para as cáries afectadas e da adoção de medidas adequadas, os dados destas previsões poderão ajudar a prevenir totalmente as cáries nas crianças e a melhorar a sua qualidade de vida em geral.

No estudo de Park, Y.H. et al., os modelos baseados na aprendizagem automática (XG Boat, random forest e light GBM) foram comparados com um modelo de regressão para o diagnóstico de cáries na primeira infância. [31] Não foram encontradas diferenças significativas, apesar do facto de os investigadores terem desenvolvido um modelo de previsão utilizando três algoritmos de aprendizagem automática e terem comparado os resultados com um modelo de regressão logística. Esta abordagem tem as suas próprias limitações, mas pode ser utilizada para prever a probabilidade de as crianças em idade pré-escolar terem CCE utilizando testes e inquéritos simples. O modelo pode ser utilizado para identificar grupos de alto risco de CCE, para implementar intervenções preventivas activas e para desenvolver políticas de prevenção do CCE.

Koopaie, M. et al.[115] compararam os níveis de cistatina S salivar e as informações demográficas entre pacientes com CCE e pacientes sem cárie utilizando análise estatística e técnicas de aprendizagem automática. Este estudo utilizou uma variedade de modelos de aprendizagem supervisionada, tais como Random Forest, XGBoost, redes neurais feed-forward e Support Vetor Machines (SVM). Os resultados da sua investigação indicaram que os níveis de cistatina S salivar podem ser utilizados para aumentar a eficácia das técnicas de aprendizagem automática para diferenciar as cáries na primeira infância dos controlos sem cáries. Em vez de facilitar a identificação de componentes importantes para a avaliação dos níveis de CCE, as abordagens de aprendizagem automática ajudam-nos a desenvolver algoritmos informáticos que podem ter em conta uma variedade de variáveis e as interacções complexas entre elas.

Pang, L. et al.[34] realizaram uma investigação para desenvolver um novo modelo de previsão do risco de cárie (CRPM) que considerava factores genéticos e ambientais. O MPCR pode ser utilizado para identificar pessoas de alto risco ao nível da comunidade, permitindo aos decisores políticos programar as medidas preventivas necessárias para o futuro.

Karhade, D. S. et al.[31] criaram e avaliaram uma aplicação de aprendizagem automática de máquinas para a classificação de crianças com base na CCE. De acordo com os resultados do estudo, um modelo parcimonioso teve o melhor desempenho em termos de categorização. O risco de CEC pode ser previsto por um modelo de aprendizagem automática muito ingénuo baseado na idade das crianças e nas percepções dos pais sobre a saúde dentária. Além disso, a aprendizagem automática pode fornecer classificadores altamente precisos que podem determinar o estado de CCE utilizando dados demográficos e relatados pelos proxys.

Desde que a COVID-19 existe, muitas pessoas optaram por fazer consultas online. Nestas situações, os pais precisam de ter mais conhecimentos sobre saúde oral, bem como métodos práticos para avaliar a higiene dentária dos seus filhos e informar o médico sobre o estado da sua saúde oral[23] . Quando o dentista não pode realizar um exame físico, ter um conjunto pré-determinado de perguntas de inquérito é útil para avaliar a saúde dentária da criança nestas situações. A fim de determinar o conjunto ideal de perguntas, um estudo de Ramos-Gomez, F. et al.[23] propôs a utilização de um algoritmo de aprendizagem automática denominado floresta aleatória (RF), que selecciona as perguntas do questionário aos pais com maior probabilidade de prever a existência de cáries activas. Os investigadores utilizaram estes resultados para efetuar um exame físico dos participantes no estudo. Por conseguinte, os dentistas podem achar mais fácil prever a existência de cáries dentárias em bebés e crianças pequenas se utilizarem algoritmos de aprendizagem automática baseados em inquéritos sobre saúde oral. Os profissionais de medicina dentária podem ensinar os pacientes e os prestadores de cuidados de saúde sobre uma boa higiene oral e incluir os principais factores de previsão da cárie dentária na sua avaliação do risco de cárie.

Categorização do selante de fissuras

A fim de prevenir as cáries nas superfícies de mastigação dos molares, são frequentemente aplicados selantes dentários. Restaurações dentárias, selantes e tratamentos protéticos estão entre as várias intervenções disponíveis para cada tipo de doença dentária que possa estar presente. As redes neurais convolucionais (CNN) são amplamente utilizadas para classificar imagens de diagnóstico e objetivar a classificação de sintomas anormais; no entanto, é necessário um treino exclusivo para que estas redes reconheçam todos os problemas[116] . Para ajudar os dentistas, a CNN é uma técnica crucial de aprendizagem profunda que utiliza grandes quantidades de dados. Além disso, por serem frequentemente de cor branca, os selantes dentários são a primeira linha de tratamento para uma variedade de problemas dentários[116] . Por conseguinte, o curso de ação mais sensato parece ser o de afinar a CNN para reconhecer os selantes dentários. Uma CNN baseada em aprendizagem profunda foi criada por uma equipa de investigação sob a direção de Schlickenrieder, A. et al.[116] para reconhecer estes selantes a partir de fotografias intra-orais legíveis por máquina. Quando comparada com as classificações típicas baseadas em CNN, esta abordagem baseada em IA produziu uma elevada precisão de diagnóstico. Antes de aplicar esta CNN treinada por IA em aplicações clínicas, existiam alguns constrangimentos que exigiam um estudo dentário extensivo e treino repetido para uma identificação e categorização fiáveis das várias doenças e técnicas de restauração associadas.

Avaliação da idade cronológica em crianças e adolescentes utilizando modelação neural

Conhecer a avaliação da idade métrica é essencial para os médicos, pois podem utilizá-la para determinar o curso apropriado do tratamento com base na idade dos restos humanos forenses ou escavados, bem como para determinar a idade das crianças durante as adopções ou estadias sem documentos em países específicos[117] . As raparigas adquirem os seus dentes mais rapidamente do que os homens, principalmente devido ao dimorfismo sexual. A implementação de redes neurais artificiais para a gestão de dados médicos tornou-se mais popular recentemente e permite um diagnóstico mais preciso e eficiente de uma série de doenças[117] .

Para analisar a idade dentária, utiliza-se normalmente uma de duas abordagens: o método pantomográfico ou o método clínico. A abordagem clínica produz resultados muito erróneos, apesar de ser simples de utilizar e gerar resultados rapidamente. No entanto, os métodos pantomográficos de avaliação, que avaliam a mineralização dos botões dentários, são mais exactos[117] . Até à data, foram desenvolvidas várias técnicas, cada uma das quais demonstrou diferentes graus de precisão e pode ser aplicada a crianças e adolescentes de várias idades.

O objetivo de Zaborowicz, K. et al.[117] era desenvolver uma nova técnica que utilizasse imagens pantomográficas digitais e modelação cerebral para determinar a idade cronológica de crianças e adolescentes com idades compreendidas entre os 4 e os 15 anos. Uma das principais desvantagens deste método é o facto de funcionar apenas com imagens pantomográficas e não utilizar fotografias 2D. Apesar da sua simplicidade e precisão quase perfeita, foi um dos primeiros a utilizar imagens pantomográficas para a avaliação métrica da idade[117] .

Para identificar a idade cronológica de crianças e adolescentes com idades compreendidas entre os 4 e os 15 anos, o estudo de Zaborowicz, M. et al.[118] utilizou três modelos de redes neurais profundas. Demonstrou que os algoritmos de modelação neural podiam determinar com precisão a idade métrica utilizando indicadores proprietários de dentes e ossos. Com base nas pontuações de Demirjian, Bunyarit, S.S. et al.[119] desenvolveram novas avaliações da maturidade dentária utilizando uma técnica informática denominada redes neurais artificiais (RNA). Verificaram que as idades das crianças e adolescentes chineses da Malásia podem ser determinadas pelas novas classificações de maturidade dentária.

Um estudo intrigante de Lee, Y.H. et al.[39] utilizou dezoito características radiomorfométricas retiradas de radiografias panorâmicas (RP) com o objetivo principal de desenvolver algoritmos de aprendizagem automática. Verificaram que, quando comparados com a estimativa convencional, os algoritmos de aprendizagem automática são mais eficazes na determinação da idade.

Identificação de dentes decíduos e dentes permanentes jovens

Uma das arquitecturas de aprendizagem profunda mais utilizadas, a CNN, é frequentemente utilizada para o reconhecimento de objectos. Os dentes decíduos de pacientes pediátricos estão a ser cada vez mais avaliados e contados utilizando técnicas de aprendizagem profunda como a CNN[33] . Foram utilizados vários modelos para a identificação e deteção de objectos, incluindo R-CNN, Faster R-CNN, YOLOv3 e YOLOv4. Existem dois tipos de técnicas de deteção de objectos: um tipo é de fase única (algoritmo YOLO) e o outro tipo é de duas fases (Mask-RCNN, R-CNN e Faster R-CNN)[120] . Os métodos de deteção automatizados e sofisticados baseiam-se na identificação dos dentes para determinar quais os dentes afectados por doenças dentárias e para associar essas doenças aos dentes que foram reconhecidos. Nos últimos dez anos, mais ou menos, os investigadores desenvolveram uma variedade de métodos para classificar e numerar os dentes, e passaram da classificação baseada em CNN para técnicas baseadas em regiões e limiares[33] . Por outro lado, o mapeamento baseado em CNN tem demonstrado maior precisão no campo da segmentação automática de dentes[121] . Um passo mais próximo das soluções de diagnóstico computorizadas que poupam tempo e esforço aos profissionais de medicina dentária é a numeração dos dentes decíduos utilizando radiografias panorâmicas[33] .

Caliskan, S. et al.[29] utilizaram algoritmos CNN para identificar e classificar molares submersos e descobriram que este método funcionava bem. É necessária mais investigação para determinar se um determinado germe dentário está ausente utilizando algoritmos de numeração de dentes. A fim de desenvolver planos de tratamento mais precisos, os dentistas podem achar útil identificar os germes dentários ausentes. Para identificar e numerar os dentes decíduos em radiografias panorâmicas pediátricas, Kilic, M.C. et al.[33] analisaram uma técnica R-CNN inception v2 mais rápida. Descobriram que o método tinha bons resultados de sensibilidade e precisão. A sua investigação revelou que apenas os dentes principais - que são cruciais para a identificação forense - foram encontrados e contados.

Utilizando o YOLOv4, um modelo de identificação de objectos baseado na CNN, Kaya, E. et al.[122] avaliaram a eficácia de um sistema de aprendizagem profunda para a deteção e contagem automatizadas de dentes. O modelo demonstrou a capacidade de identificar e contar dentes permanentes e decíduos. Um modelo popular de detetor de um estágio que pode reconhecer e classificar itens em uma única imagem é a abordagem Yolov4. Este modelo é um sistema de reconhecimento de objectos que funciona em tempo real, identificando vários objectos e representando a área de deteção com caixas delimitadoras à volta de cada objeto. O YOLOv4 foi utilizado para a deteção de objectos devido à sua velocidade e precisão notáveis.

Os detectores de duas fases foram utilizados em alguns estudos, com bons resultados na deteção de objectos. Embora os detectores de duas fases necessitem de mais tempo e de mais cálculos do que os detectores de uma fase, são frequentemente mais precisos. Consequentemente, o YOLO é uma ilustração de um detetor de fase única que é utilizado para uma classificação precisa e rápida de objectos. O YOLO distingue-se dos algoritmos CNN anteriores devido à sua capacidade de reconhecimento de objectos em tempo real e ao seu desempenho típico acima da média numa grande variedade de classes de objectos[122] .

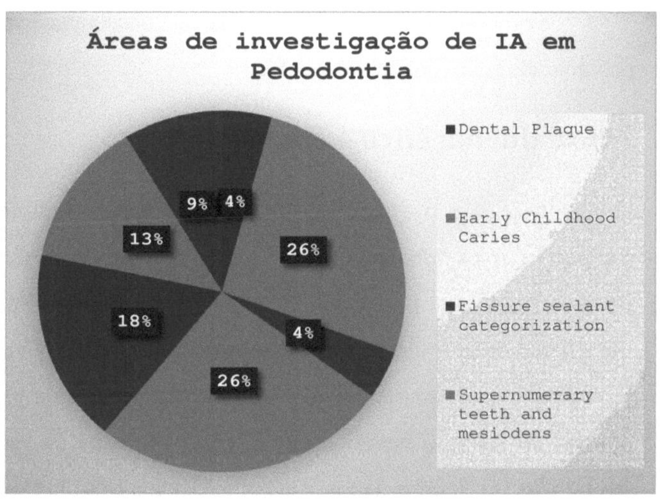

Fig8: Áreas de investigação de IA em Pedodontia[1]

PREOCUPAÇÕES ÉTICAS E DE PRIVACIDADE

A IA abriu uma caixa de Pandora e estas tecnologias disruptivas estão a mudar a forma como as pessoas vivem o seu quotidiano, introduzindo novos padrões cognitivos e comportamentais, juntamente com uma maior eficiência e capacidades. Há muitos exemplos de aplicações de IA atualmente em uso, como os sistemas de vigilância dos cuidados de saúde, as casas inteligentes, a agricultura inteligente e a medicina de precisão. As questões éticas e de privacidade que envolvem a utilização da IA têm sido um tema de interesse crescente entre diversas comunidades.

Segue-se o debate atual sobre as preocupações éticas e de privacidade relacionadas com a IA:

Ética, dilema ético e ética da IA

A ética é o estudo do "que é bom para o indivíduo e para a sociedade" e os fundamentos dos "deveres que as pessoas têm para consigo próprias e para com os outros" em filosofia. Por outro lado, um dilema ético é um conjunto de questões éticas difíceis de resolver e que podem ser extremamente complexas. Embora a tecnologia em constante evolução beneficie a sociedade humana de muitas formas, também pode "gerar riscos e desafios negativos, incluindo dilemas éticos mais complicados". O impacto da IA na vida quotidiana dos seres humanos tornou-se um tema cada vez mais controverso devido ao rápido avanço das técnicas de IA nas últimas décadas. Algumas das questões levantadas por este facto incluem a possibilidade de os robôs substituírem o trabalho humano, a responsabilidade e o risco de acidentes associados aos veículos sem condutor, a autonomia e a autoconsciência da robótica e o potencial de fraude devido a fotografias e vídeos "deepfake". Os governos federais e as empresas de todo o mundo, em particular os gigantes digitais como a Google e a SAP, manifestaram a sua preocupação com a ética da IA, ao ponto de essas empresas estarem dispostas a criar comités nacionais e industriais para desenvolver regras de ética em matéria de IA.

Um número crescente de organizações globais também começou a tomar medidas em resposta às questões éticas levantadas pela tecnologia de IA. Em setembro de 2020, a Organização das Nações Unidas para a Educação, a Ciência e a Cultura (UNESCO) divulgou o seu primeiro projeto de Recomendações sobre a Ética da Inteligência Artificial (Recomendações). Isto representa um avanço significativo no domínio, delineando dez princípios-chave da ética da IA, tais como: sensibilização e literacia, segurança e proteção, sustentabilidade, privacidade, supervisão e determinação humana, justiça e não discriminação, transparência e expansibilidade, e responsabilização e responsabilidade[123] .

Propriedade dos dados, segurança e privacidade dos doentes

A aprendizagem automática é obcecada por dados. A aprendizagem profunda é um domínio ávido de dados. Quando criam e testam novas ferramentas, os cientistas que trabalham em aplicações de aprendizagem profunda aceitam de bom grado centenas de milhares de casos, especialmente porque estão habituados a trabalhar com bases de dados como a Imagenet, que tem atualmente mais de 14 milhões de fotografias. Atualmente, existe um mercado e uma procura de dados derivados de doentes, devido à ambição de desenvolver e pro

promover novas aplicações de IA na medicina. Mas os direitos de propriedade e de utilização destes dados são complicados e diferem de país para país, por vezes com base no grau de anonimização ou desidentificação dos dados. Esta variabilidade levanta uma série de problemas sem resposta, nomeadamente no mercado cada vez mais global da IA, em que um modelo pode ser treinado com dados de um país mas vendido noutro continente[124] .

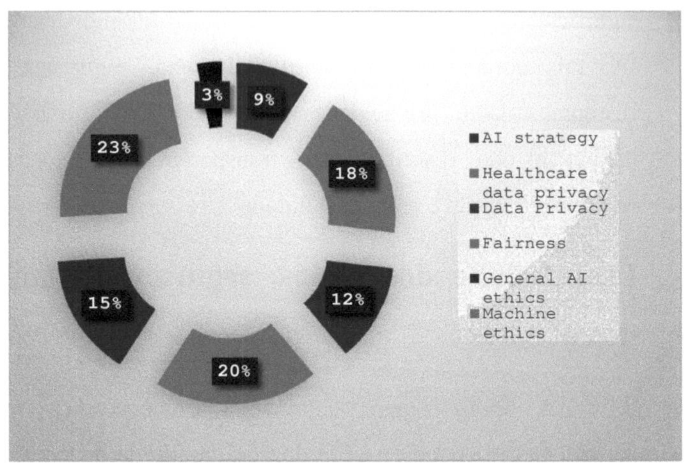

Fig9: Tópicos actuais relacionados com a ética da IA[123]

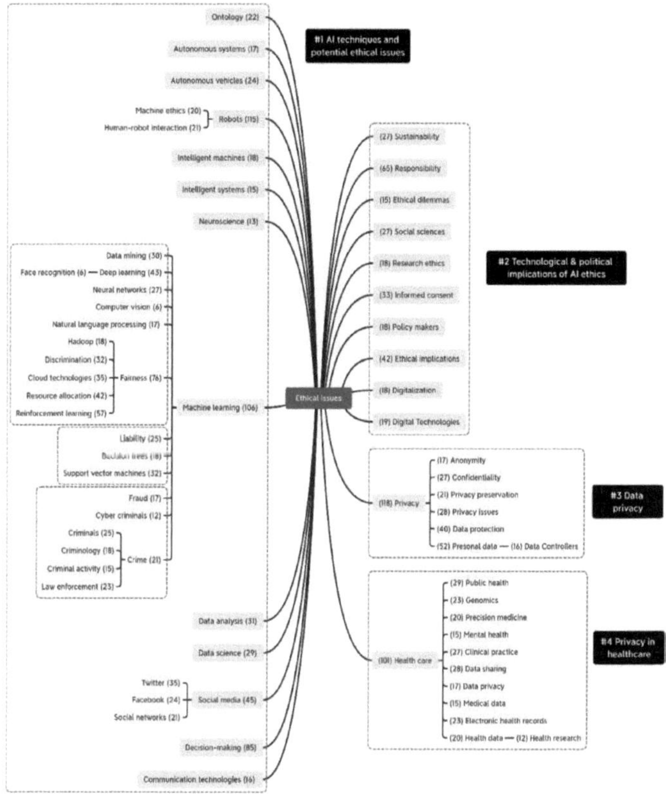

Fig10: Árvore hierárquica de tópicos sobre ética da IA[123]

DESVANTAGENS DA INTELIGÊNCIA ARTIFICIAL

Embora a inteligência artificial (IA) tenha inúmeras vantagens, existem também várias desvantagens e desafios associados ao seu desenvolvimento e aplicação:

Enviesamento e efeito de caixa negra

Uma vez que os sistemas automatizados se destinam geralmente a reduzir o erro humano e a melhorar a segurança dos doentes, as utilizações comerciais da IA podem também levar a um enviesamento da automatização, o que pode diminuir a possibilidade de um prestador de cuidados de saúde questionar um resultado incorreto. Um estudo recente de Mirsky e colegas (2019) mostrou como o malware e as tecnologias de aprendizagem profunda da inteligência artificial (IA) podem ser utilizados para induzir em erro os radiologistas com formação extensiva sobre a existência ou ausência de tumores pulmonares cancerígenos nas tomografias computorizadas[124] .

Lidar com casos raros e generalização

Embora a aprendizagem profunda seja muito promissora para as aplicações médicas, uma série de preocupações importantes impede que a aprendizagem profunda seja amplamente utilizada em contextos clínicos. As doenças mais prevalentes identificadas durante um determinado teste são o foco das actuais aplicações de IA na imagiologia médica. Embora uma aplicação de IA de ponta criada com a metodologia mais rigorosa possa ser capaz de diagnosticar doenças comuns com maior precisão do que um ser humano, há uma série de doenças invulgares ou raras que podem ser encontradas numa tomografia computorizada ou numa radiografia do tórax e que são facilmente diagnosticadas por um radiologista, mas que podem não estar presentes ou não ter sido identificadas com precisão nos dados de treino do modelo. [125]

Riscos de segurança

A utilização crescente da IA introduz novos riscos de segurança, incluindo o potencial para ciberataques alimentados por IA ou a criação de conteúdos sofisticados de falsificação profunda (deepfake). A utilização maliciosa da tecnologia de IA pode constituir uma ameaça à segurança nacional, à segurança individual e à integridade da informação. [125]

Dependência da tecnologia

medida que a sociedade se torna mais dependente da IA, existe o risco de uma dependência excessiva da tecnologia e de uma redução de certas competências ou capacidades humanas. Se as pessoas se tornarem demasiado dependentes dos sistemas de IA, poderá haver um declínio do pensamento crítico, das capacidades de resolução de problemas e da destreza manual. [125]

Elevados custos de desenvolvimento e implementação

O desenvolvimento e a implementação de sistemas avançados de IA podem ser dispendiosos, limitando o acesso a estas tecnologias por parte das empresas mais pequenas ou das regiões economicamente menos desenvolvidas. As disparidades económicas podem aumentar à medida que as pessoas com recursos financeiros tenham maior acesso às capacidades de IA. [125]

Conclusão

"O sucesso na criação de IA seria o maior acontecimento da história da humanidade. Infelizmente, poderá também ser o último, a menos que aprendamos a evitar os riscos."- Stephen Hawking

Em conclusão, a integração da IA na odontopediatria tem um potencial imenso para melhorar vários aspectos dos cuidados dentários prestados às crianças. A utilização de tecnologias de IA, como os algoritmos de aprendizagem automática e a visão por computador, pode contribuir para melhorar o diagnóstico, o planeamento do tratamento e a experiência geral do paciente. As ferramentas baseadas na IA podem ajudar os dentistas a analisar dados complexos, a identificar padrões e a tomar decisões mais precisas e atempadas.

Além disso, a IA tem a capacidade de simplificar as tarefas administrativas, otimizar a marcação de consultas e melhorar as comunicações entre profissionais de medicina dentária, pais e pacientes. Isto pode levar a uma maior eficiência e produtividade nas clínicas pediátricas, beneficiando, em última análise, tanto os prestadores de cuidados de saúde como as famílias.

No entanto, é crucial abordar a integração da IA na medicina dentária pediátrica tendo em conta as preocupações éticas e de privacidade. Garantir a segurança e a confidencialidade dos dados dos pacientes, bem como manter um equilíbrio entre a tecnologia e o contacto humano nos cuidados de saúde, continua a ser fundamental.

À medida que a tecnologia continua a avançar, a investigação contínua e a colaboração entre os profissionais de medicina dentária, os programadores de IA e os organismos reguladores serão essenciais para aproveitar todo o potencial da IA na medicina dentária pediátrica. Ao fazê-lo, a indústria dentária pode alavancar soluções inovadoras para fornecer cuidados personalizados e de alta qualidade a pacientes jovens, contribuindo, em última análise, para a melhoria geral da saúde oral das crianças.

Resumo

A IA em odontopediatria é um domínio em rápida evolução que utiliza a tecnologia para melhorar os cuidados de saúde oral das crianças. As principais aplicações e benefícios incluem:

1. **Deteção e diagnóstico precoce**:
   - As ferramentas de IA ajudam na deteção precoce de problemas dentários através da análise de imagens, ajudando a identificar cáries, más oclusões e outras anomalias em pacientes pediátricos.
   - Os sistemas automatizados podem analisar radiografias e imagens intra-orais, ajudando os dentistas a efetuar diagnósticos precisos e atempados.
2. **Planeamento do tratamento e cuidados personalizados:**
   - Os algoritmos de IA contribuem para o planeamento do tratamento tendo em conta os dados individuais do paciente, como a idade, o historial dentário e os padrões de crescimento.
   - As recomendações de tratamento personalizadas podem levar a cuidados mais eficazes e adaptados para crianças com necessidades dentárias diversas.
3. **Análise comportamental e envolvimento dos pacientes**:
   - As tecnologias de IA, incluindo a realidade virtual e a gamificação, são utilizadas para reduzir a ansiedade e o medo dos pacientes pediátricos durante as consultas dentárias.

- As ferramentas de análise comportamental ajudam os dentistas a compreender e a abordar os aspectos emocionais e psicológicos dos cuidados dentários das crianças.

4. Ferramentas educativas para crianças e pais:

- As aplicações baseadas em IA oferecem ferramentas educativas interactivas para crianças e pais, promovendo práticas de higiene oral e fornecendo informações sobre cuidados preventivos.
- Os assistentes virtuais e os chatbots equipados com IA ajudam a responder a perguntas comuns e fornecem orientações sobre a manutenção da saúde oral.

5. Otimização do fluxo de trabalho para dentistas:

- A IA simplifica as tarefas administrativas, como a marcação de consultas e a manutenção de registos, permitindo que os dentistas se concentrem mais nos cuidados aos pacientes.
- A automatização das tarefas de rotina pode aumentar a eficiência e reduzir a carga administrativa dos profissionais de medicina dentária.

6. Tele-saúde e consultas à distância:

- A IA facilita as consultas remotas e a teleodontologia, permitindo que os dentistas pediátricos forneçam orientação e aconselhamento aos pacientes e pais sem a necessidade de visitas físicas.
- As ferramentas de monitorização remota ajudam a acompanhar o progresso do tratamento e a garantir a continuidade dos cuidados.

7. Investigação e análise de dados:

- A IA apoia a investigação em dentisteria pediátrica, analisando grandes conjuntos de dados para identificar tendências, factores de risco e resultados de tratamentos.
- As informações baseadas em dados contribuem para práticas baseadas em provas e para a melhoria contínua dos cuidados dentários pediátricos.

Embora a IA na odontopediatria seja muito promissora, as considerações éticas, a privacidade dos dados e a necessidade de validação contínua dos algoritmos são aspetos críticos que requerem atenção. A integração de tecnologias de IA tem o potencial de revolucionar a forma como os cuidados de saúde oral são prestados às crianças, promovendo a intervenção precoce, o tratamento personalizado e uma experiência dentária positiva.

Referências

1. Vishwanathaiah S, Fageeh HN, Khanagar SB, Maganur PC. Inteligência artificial, seus usos e aplicações em odontopediatria: uma revisão. Biomedicines. 2023 Mar 5;11(3):788.
2. Tanwir F, Mazhar S, Mehwish A, Baqar A, Bin A, Khan K, Mahar Y, Khan M. Inteligência artificial em medicina dentária: um olhar para o futuro. J. Xi'an Shiyou Univ. 2023;19(03).
3. Nguyen TT, Larrivée N, Lee A, Bilaniuk O, Durand R. Utilização da inteligência artificial em medicina dentária: tendências clínicas actuais e avanços na investigação. J Can Dent Assoc. 2021;87(17):1488-2159.
4. Priyadarshini SR, Ku Sahoo P. Inteligência Artificial: O futuro da medicina dentária. Indian J Forensic Med Toxicol. 2020 Oct 1;14(4).
5. Rosmai MD, Sameemii AK, Basir A, Mazlipahiv IS, Norzaidi MD. A utilização da inteligência artificial para identificar pessoas em risco de cancro oral: provas empíricas na Universidade da Malásia. Int J Sci Res Educ. 2010;3(1):10-20.
6. Xie X, Wang L, Wang A. Modelagem de rede neural artificial para decidir se extrações são necessárias antes do tratamento ortodôntico. The Angle Orthodontist. 2010 Mar 1;80(2):262-6.
7. Saghiri MA, Asgar K, Boukani KK, Lotfi M, Aghili H, Delvarani A, Karamifar K, Saghiri AM, Mehrvarzfar P, Garcia-Godoy F. Uma nova abordagem para a localização do forame apical menor utilizando uma rede neural artificial. Int Endod J. 2012 Mar;45(3):257-65.
8. Bas B, Ozgonenel O, Ozden B, Bekcioglu B, Bulut E, Kurt M. Utilização de redes neuronais artificiais na diferenciação de subgrupos de desordens internas temporomandibulares: um estudo preliminar. J Oral Maxillofac Surg. 2012 Jan 1;70(1):51-9.

9. Khanna SS, Dhaimade PA. Inteligência artificial: transformando a odontologia hoje. Indian J Basic Appl Med Res. 2017 Jun;6(3):161-7.

10. Lee JH, Kim DH, Jeong SN, Choi SH. Diagnóstico e previsão de dentes periodontalmente comprometidos usando um algoritmo de rede neural convolucional baseado em aprendizado profundo. J Periodontal Implant Sci. 2018 Abr 1;48(2):114-23.

11. Lee JH, Kim DH, Jeong SN, Choi SH. Deteção e diagnóstico de cáries dentárias utilizando um algoritmo de rede neural convolucional baseado em aprendizagem profunda. J Dent. 2018 Oct 1;77:106-11.

12. Park WJ, Park JB. História e aplicação de redes neurais artificiais em medicina dentária. J Eur Dent. 2018 Oct;12(04):594-601.

13. Yaji A, Prasad S, Pai A. Inteligência artificial em radiologia dento-maxilofacial. Ata Sci Dent Sci. 2019;3(1):116-21.

14. Bouletreau P, Makaremi M, Ibrahim B, Louvrier A, Sigaux N. Inteligência artificial: aplicações em cirurgia ortognática. J Stomatol Oral Maxillofac Surg. 2019 Sep 1;120(4):347-54.

15. Bunyarit SS, Jayaraman J, Naidu MK, Yuen Ying RP, Nambiar P, Asif MK. Estimativa da idade dentária de crianças e adolescentes chineses da Malásia: O método de Chaillet e Demirjian revisitado utilizando uma rede neural artificial de perceptrão de múltiplas camadas. J Forensic Leg Med. 2020 Nov 1;52(6):681-98.

16. Baliga SM. Inteligência artificial - A próxima fronteira em odontopediatria. J Indian Soc Pedod Prev Dent 2019 Oct 1;37(4):315.

17. You W, Hao A, Li S, Wang Y, Xia B. Deteção de placa dentária baseada em aprendizagem profunda em dentes primários: uma comparação com avaliações clínicas. BMC Saúde Oral. 2020 Dec;20:1-7.

18. Zakirulla M, Javed S, Assiri NE, Alqahtani AM, Alzahrani RH, Laheq MT, Alamri AA, Alqahtani AM, Al-Qahatani AH, Alghozi AA, Alawwad SM. Uma visão geral da rede neural artificial no campo da odontopediatria. J Dent Oro Res. 2020;16(1):20-5.
19. Kurup RJ, Sodhi A, Sangeetha R. Medicina Dentária e Inteligência Artificial. Ata Scientific Dental Sciences. 2020 Oct;4(10):26-32.
20. Devlin H, Williams T, Graham J, Ashley M. Um estudo comparativo da capacidade dos dentistas para detetar cáries proximais apenas de esmalte em radiografias bitewing com e sem a utilização do software de inteligência artificial AssistDent®. medRxiv. 2020 Oct 14:2020-10.
21. Yang YH, Kim JS, Jeong SH. Previsão de cárie dentária em crianças de 12 anos usando algoritmos de aprendizado de máquina. J Korean Med Sci. 2020 Mar 30;44(1):55-63.
22. Chen YW, Stanley K, Att W. Inteligência artificial em medicina dentária: aplicações actuais e perspectivas futuras. Quintessence Int. 2020 Mar 1;51(3):248-57.
23. Ramos-Gomez F, Marcus M, Maida CA, Wang Y, Kinsler JJ, Xiong D, Lee SY, Hays RD, Shen J, Crall JJ, Liu H. Using a machine learning algorithm to predict the likelihood of presence of dental caries among children aged 2 to 7. J Dent. 2021 Dec 1;9(12):141.
24. Peng J, Zeng X, Townsend J, Liu G, Huang Y, Lin S. A machine learning approach to uncovering hidden utilization patterns of early childhood dental care among medicaid-insured children. Fronteiras em Saúde Pública. 2021 Jan 18;8:599187.
25. Reyes LT, Knorst JK, Ortiz FR, Ardenghi TM. Âmbito e desafios do diagnóstico e prognóstico baseados na aprendizagem automática em medicina dentária clínica: Uma revisão da literatura. J Clin Transl Res. 2021 8 de agosto; 7 (4): 523.

26. Ahmed N, Abbasi MS, Zuberi F, Qamar W, Halim MS, Maqsood A, Alam MK. Técnicas de inteligência artificial: análise, aplicação e resultados em medicina dentária - uma revisão sistemática. BioMed research international. 2021 Jun 22;2021.
27. Ahn Y, Hwang JJ, Jung YH, Jeong T, Shin J. Sistema automatizado de classificação de mesiodens utilizando aprendizagem profunda em radiografias panorâmicas de crianças. Diagnósticos. 2021 Ago 15;11(8):1477.
28. Bichu YM, Hansa I, Bichu AY, Premjani P, Flores-Mir C, Vaid NR. Aplicações de inteligência artificial e aprendizado de máquina em ortodontia: uma revisão de escopo. Progresso na ortodontia. 2021 Dec;22(1):1-1.
29. Caliskan S, Tuloglu N, Celik O, Ozdemir C, Kizilaslan S, Bayrak S. Um estudo piloto de uma abordagem de aprendizagem profunda para a classificação e deteção de dentes decíduos submersos. Int J Comput Dent. 2021 Feb 1;24(1):1-9.
30. Ha EG, Jeon KJ, Kim YH, Kim JY, Han SS. Deteção automática de mesiodens em radiografias panorâmicas utilizando inteligência artificial. Relatórios científicos. 2021 Nov 29;11(1):23061.
31. Karhade DS, Roach J, Shrestha P, Simancas-Pallares MA, Ginnis J, Burk ZJ, Ribeiro AA, Cho H, Wu D, Divaris K. Um classificador automatizado de aprendizagem automática para cáries na primeira infância. Odontopediatria. 2021 May 15;43(3):191-7.
32. Khanagar SB, Al-Ehaideb A, Maganur PC, Vishwanathaiah S, Patil S, Baeshen HA, Sarode SC, Bhandi S. Desenvolvimentos, aplicação e desempenho da inteligência artificial em odontologia - uma revisão sistemática. J dent sci. 2021 Jan 1;16(1):508-22.
33. Kılıc MC, Bayrakdar IS, Çelik Ö, Bilgir E, Orhan K, Aydın OB, Kaplan FA, Sağlam H, Odabaş A, Aslan AF, Yılmaz AB. Sistema

de inteligência artificial para deteção e numeração automática de dentes decíduos em radiografias panorâmicas. Radiologia Dentomaxilofacial. 2021 Sep 1;50(6):20200172.

34. Pang L, Wang K, Tao Y, Zhi Q, Zhang J, Lin H. Um novo modelo de previsão do risco de cárie em adolescentes utilizando um algoritmo de aprendizagem automática baseado em factores ambientais e genéticos. Fronteiras em Genética. 2021 Mar 11;12:636867.
35. Schlickenrieder A, Meyer O, Schönewolf J, Engels P, Hickel R, Gruhn V, Hesenius M, Kühnisch J. Deteção e categorização automatizadas de selantes de fissuras a partir de fotografias digitais intra-orais utilizando inteligência artificial. Diagnostics. 2021 Sep 3;11(9):1608.
36. Babu A, Onesimu JA, Sagayam KM. Inteligência artificial em medicina dentária: conceitos, aplicações e desafios de investigação. E3S Web of Conferences 2021;297:01074.
37. Tauqir S. Is Artificial Intelligence Transforming Dentistry Today? Jornal de Ciências Médicas e Odontológicas de Gandhara. 2021 Oct 5;8(4):1-2.
38. Khanagar SB, Alfouzan K, Alkadi L, Albalawi F, Iyer K, Awawdeh M. Performance of Artificial Intelligence (AI) Models Designed for Application in Pediatric Dentistry-A Systematic Review. Ciências Aplicadas. 2022 Sep 29;12(19):9819.
39. Lee YH, Won JH, Auh QS, Noh YK. Previsão do grupo etário com parâmetros radiomorfométricos panorâmicos utilizando algoritmos de aprendizagem automática. Scientific Reports. 2022 Jul 9;12(1):11703.
40. Mahajan K, Kunte SS, Patil KV, Shah PP, Shah RV, Jajoo SS. Inteligência artificial em odontopediatria - uma revisão sistemática. J Dent Res Rev. 2023 Jan 1;10(1):7-12.

41. Agrawal P, Nikhade P, Nikhade PP. Artificial intelligence in dentistry: past, present, and future (Inteligência artificial em medicina dentária: passado, presente e futuro). Cureus. 2022:14(7).
42. Mujoo S, Alqahtani AS, Dubey A, Hamdi BA, Alhazmi BA, Sulaily AA. Aplicação clínica da inteligência artificial em radiologia oral. NeuroQuantology. 2022;20(12):19.
43. Magdline A, Moses J, Ranj E. Inteligência Artificial em Odontopediatria: uma revisão. IJRPR. 2023;4(6):4256-4258.
44. Ding H, Wu J, Zhao W, Matinlinna JP, Burrow MF, Tsoi JK. Inteligência artificial em medicina dentária - uma revisão. Fronteiras em Medicina Dentária. 2023 Fev 20;4:1085251.
45. Mahajan K, Kunte SS, Patil KV, Shah PP, Shah RV, Jajoo SS. Inteligência artificial em odontopediatria - uma revisão sistemática. J Dent Res and Rev. 2023 Jan 1;10(1):7-12.
46. Chen CC, Wu YF, Aung LM, Lin JC, Ngo ST, Su JN, Lin YM, Chang WJ. Reconhecimento automático de dentes e medição de perda óssea periodontal em radiografias digitais usando inteligência artificial de aprendizado profundo. J Dent Sci. 2023 ;18(3):1301-9.
47. Russell SJ, Norvig P, Davis E. Artificial Intelligence: Uma abordagem moderna. Harlow, Inglaterra: Pearson Educación; 2022.
48. Salameh A, Wartena C, Jehmlich D. A Inteligência Artificial como um bem comum - oportunidades e desafios para a sociedade [dissertação].
49. Nielsen MA. Redes Neurais e Aprendizagem Profunda. Determination Press; 2015.

50. Schwendicke F, Samek W, Krois J. Inteligência Artificial em medicina dentária: Chances e desafios. J Dent Res. 2020;99(7):769-74.
51. Betz S. 7 tipos de inteligência artificial [Internet]. Built In; 2023 [citado 2023 ago 21]. Disponível em: https://builtin.com/artificial-intelligence/types-of-artificial-intelligence
52. Turing AM, Haugeland J. Computing machinery and intelligence. MA: MIT Press Cambridge (1950).
53. Goodfellow I, Pouget-Abadie J, Mirza M, Xu B, Warde-Farley D, Ozair S, et al. Generative adversarial nets. Adv Neural Inf Process Syst. (2014) 27. 2672-80.
54. Klement EP, Slany W. A lógica difusa na inteligência artificial. Em Actas da 8ª Conferência Austríaca de Inteligência Artificial, FLAI 1993 Jun (Vol. 93).
55. Kühnisch J, Meyer O, Hesenius M, Hickel R, Gruhn V. Deteção de cáries em imagens intra-orais utilizando inteligência artificial. J Dent Res. (2021) 101(2).
56. Schwendicke F, Rossi J, Göstemeyer G, Elhennawy K, Cantu A, Gaudin R, et al. Custo-eficácia da inteligência artificial para a deteção de cáries proximais. J Dent Res. (2021) 100(4):369-76.
57. Speight PM, Elliott AE, Jullien JA, Downer MC, Zakzrewska JM. A utilização da inteligência artificial para identificar pessoas em risco de cancro oral e pré-cancro. British dental journal. 1995 Nov;179(10):382-7.
58. Devito KL, de Souza Barbosa F, Felippe Filho WN. Uma rede neural artificial perceptron multicamadas para diagnóstico de cárie dentária proximal. Cirurgia Oral, Medicina Oral, Patologia Oral, Radiologia Oral e Endodontologia. 2008 Dec 1;106(6):879-84.
59. Xie X, Wang L, Wang A. Modelagem de rede neural artificial para decidir se extrações são necessárias antes do tratamento

ortodôntico. The Angle Orthodontist. 2010 Mar 1;80(2):262-6.M. A. Saghiri et al., "A new approach for locating the minor apical foramen using an artificial neural network," International Endodontic Journal, vol. 45, no. 3, pp. 257-265, Mar. 2012,

60. Saghiri MA, Asgar K, Boukani KK, Lotfi M, Aghili H, Delvarani A, Karamifar K, Saghiri AM, Mehrvarzfar P, Garcia-Godoy F. Uma nova abordagem para a localização do forame apical menor utilizando uma rede neural artificial. Revista internacional de endodontia. 2012 Mar;45(3):257-65.

61. Jung SK, Kim TW. Nova abordagem para o diagnóstico de extracções com aprendizagem automática de redes neurais. American Journal of Orthodontics and Dentofacial Orthopedics (Jornal Americano de Ortodontia e Ortopedia Facial). 2016 Jan 1;149(1):127-33.

62. Imangaliyev S, van der Veen MH, Volgenant CM, Keijser BJ, Crielaard W, Levin E. Aprendizagem profunda para classificação de imagens de placa dentária. Em Aprendizado de Máquina, Otimização e Big Data: Segundo Workshop Internacional, MOD 2016, Volterra, Itália, 26-29 de agosto de 2016, Revised Selected Papers 2 2016 (pp. 407-410). Springer International Publishing.

63. Eun H, Kim C. Localização orientada de dentes para imagens de raios X dentários periapicais através de rede neural convolucional. Cimeira e Conferência Anual da Associação de Processamento de Sinais e Informação da Ásia-Pacífico (APSIPA) 2016 Dez 13 (pp. 1-7). IEEE.

64. Aubreville M, Knipfer C, Oetter N, Jaremenko C, Rodner E, Denzler J, Bohr C, Neumann H, Stelzle F, Maier A. Classificação automática de tecido canceroso em imagens de laserendomicroscopia da cavidade oral utilizando aprendizagem profunda. Relatórios científicos. 2017 Sep 20;7(1):11979.

65. De Tobel J, Radesh P, Vandermeulen D, Thevissen PW. Uma técnica automatizada para avaliar o desenvolvimento do terceiro molar inferior em radiografias panorâmicas para estimativa da idade: um estudo piloto. O Jornal de odonto-estomatologia forense. 2017 Dec;35(2):42.

66. Johari M, Esmaeili F, Andalib A, Garjani S, Saberkari H. Deteção de fracturas radiculares verticais em dentes pré-molares intactos e tratados endodonticamente através da conceção de uma rede neural probabilística: um estudo ex vivo. Radiologia Dentomaxilofacial. 2017 Feb;46(2):20160107.

67. Thanathornwong B. Bayesian-based decision support system for assessing the needs for orthodontic treatment. Pesquisa em informática na área da saúde. 2018 Jan 31;24(1):22-8.

68. Patcas R, Bernini DA, Volokitin A, Agustsson E, Rothe R, Timofte R. Aplicação da inteligência artificial para avaliar o impacto do tratamento ortognático na atratividade facial e na idade estimada. Revista internacional de cirurgia oral e maxilofacial. 2019 Jan 1;48(1):77-83.

69. Zhang, J. Li, Z.-B. Li e Z. Li, "Previsão do inchaço facial pós-operatório após a extração de terceiros molares inferiores impactados através da avaliação de redes neurais artificiais", Scientific Reports, vol. 8, n.º 1, agosto de 2018.

70. Feres M, Louzoun Y, Haber S, Faveri M, Figueiredo L. C, e Levin L, "Diferenciação baseada em máquinas de vectores de apoio entre periodontite agressiva e crónica utilizando perfis microbianos," International Dental Journal, vol. 68, n.º 1, pp. 39-46, Fev. 2018.

71. Casalegno F, Newton T, Daher R, Abdelaziz M, Lodi-Rizzini A, Schürmann F, Krejci I, Markram H. Caries detection with near-infrared transillumination using deep learning. Jornal de investigação dentária. 2019 Oct;98(11):1227-33.

72. Krois J, Ekert T, Meinhold L, Golla T, Kharbot B, Wittemeier A, Dörfer C, Schwendicke F. Aprendizagem profunda para a deteção radiográfica da perda óssea periodontal. Relatórios científicos. 2019 Jun 11;9(1):8495.

73. Chen Y, Argentinis JE, Weber G. IBM Watson: how cognitive computing can be applied to big data challenges in life sciences research. Clinical therapeutics. 2016 Abr 1;38(4):688-701.

74. Ekert T, Krois J, Meinhold L, Elhennawy K, Emara R, Golla T, Schwendicke F. Deep learning for the radiographic detection of apical lesions (Aprendizagem profunda para a deteção radiográfica de lesões apicais). Jornal de endodontia. 2019 Jul 1;45(7):917-22.

75. Fukuda M, Inamoto K, Shibata N, Ariji Y, Yanashita Y, Kutsuna S, Nakata K, Katsumata A, Fujita H, Ariji E. Avaliação de um sistema de inteligência artificial para a deteção de fracturas radiculares verticais em radiografias panorâmicas. Radiologia Oral. 2020 Oct;36:337-43.

76. Hiraiwa T, Ariji Y, Fukuda M, Kise Y, Nakata K, Katsumata A, Fujita H, Ariji E. Um sistema de inteligência artificial de aprendizagem profunda para avaliação da morfologia radicular do primeiro molar inferior em radiografia panorâmica. Radiologia Dentomaxilofacial. 2019 Mar;48(3):20180218.

77. Tuzoff DV, Tuzova LN, Bornstein MM, Krasnov AS, Kharchenko MA, Nikolenko SI, Sveshnikov MM, Bednenko GB. Deteção e numeração de dentes em radiografias panorâmicas utilizando redes neurais convolucionais. Radiologia Dentomaxilofacial. 2019 May;48(4):20180051.

78. Vinayahalingam S, Xi T, Bergé S, Maal T e Jong G, "Deteção automatizada de terceiros molares e nervo mandibular por aprendizagem profunda", Scientific Reports, vol. 9, n.º 1, p. 9007, Jun. 2019.

79. Yu H J, Cho S R, Kim M J, Kim W H, Kim J W, Choi J. Automated Skeletal Classification with Lateral Cephalometry Based on Artificial Intelligence (Classificação Esquelética Automatizada com Cefalometria Lateral Baseada em Inteligência Artificial). *Jornal de Investigação Dentária*. 2020;99(3):249-256.

80. Patil V, Vineetha R, Vatsa S, Shetty DK, Raju A, Naik N, Malarout N. Artificial neural network for gender determination using mandibular morphometric parameters: Um estudo retrospetivo comparativo. Engenharia Cogente. 2020 Jan 1;7(1):1723783.

81. Schwendicke F, Elhennawy K, Paris S, Friebertshäuser P e Krois J, "Deep learning for caries lesion detection in near-infrared light transillumination images: Um estudo piloto", Journal of Dentistry, vol. 92, p. 103260, Jan. 2020.

82. Leite A.F, Vasconcelos K F, Willems H, e Jacobs R, "Radiomics and Machine Learning in Oral Healthcare," Proteomics. Clinical Applications, vol. 14, no. 3, p. e1900040, maio de 2020.

83. Tonetti MS, Jepsen S, Jin L, Otomo-Corgel J. Impact of the global burden of periodontal diseases on health, nutrition and wellbeing of mankind: a call for global action. J Clin Periodontol. (2017) 44(5):456-62.

84. Kim E-H, Kim S, Kim H-J, Jeong H-o, Lee J, Jang J, et al. Previsão da gravidade da periodontite crónica utilizando modelos de aprendizagem automática baseados no número de cópias de bactérias salivares. Infeção celular frontal. (2020) 10:698.

85. Huang W, Wu J, MaoY, Zhu S, HuangGF, Petritis B, et al. Desenvolvimento de um conjunto de anticorpos contra a doença periodontal para a previsão da doença periodontal grave utilizando classificadores de aprendizagem automática. J Periodontol. (2020) 91(2):232-43.

86. Yauney G, Rana A, Wong LC, Javia P, Muftu A, Shah P. Processo automatizado que incorpora a segmentação por aprendizagem automática e a correlação de doenças orais com a saúde sistémica. 41ª Conferência internacional anual da sociedade de engenharia em medicina e biologia do IEEE (EMBC) (2019). IEEE
87. Proffita WR. A evolução da ortodontia para uma especialidade baseada em dados. Am J Orthod Dentofacial Orthop. (2000) 117(5):545-7.
88. Junaid N, Khan N, Ahmed N, Abbasi MS, Das G, Maqsood A. Desenvolvimento, aplicação e desempenho da inteligência artificial na identificação e diagnóstico de marcos cefalométricos: uma revisão sistemática. Cuidados de saúde. (2022) 10(12):2454.
89. Park J-H, Hwang H-W, Moon J-H, Yu Y, Kim H, Her S-B, et al. Identificação automatizada de pontos cefalométricos: parte 1-comparações entre os mais recentes métodos de aprendizagem profunda YOLOV3 e SSD. Angle Orthod. (2019) 89(6):903-9.
90. Bulatova G, Kusnoto B, Grace V, Tsay TP, Avenetti DM, Sanchez FJC. Avaliação da identificação automática de pontos cefalométricos usando inteligência artificial. Orthod Craniofac Res. (2021) 24:37-42
91. Kunz F, Stellzig-Eisenhauer A, Zeman F, Boldt J. Artificial intelligence in orthodontics: evaluation of a fully automated cephalometric analysis using a customized convolutional neural network. J Orofac Orthop. (2020) 81(1):52-68.
92. Yu H, Cho S, Kim M, Kim W, Kim J, Choi J. Classificação esquelética automatizada com cefalometria lateral baseada em inteligência artificial. J Dent Res. (2020) 99(3):249-56
93. Choi H-I, Jung S-K, Baek S-H, LimWH, Ahn S-J, Yang I-H, et al. Modelo inteligente artificial com aprendizado de máquina de rede

neural para o diagnóstico de cirurgia ortognática. J Craniofac Surg. (2019) 30(7):1986-9.

94. Organização Mundial de Saúde. Prevenção do cancro [Disponível em: https://www.who.int/cancer/prevention/diagnosis screening/oral-cancer/en/

95. Warin K, Limprasert W, Suebnukarn S, Jinaporntham S, Jantana P, Vicharueang S. Análise de lesões orais baseada em IA utilizando novas redes neurais convolucionais profundas para deteção precoce do cancro oral. PLoS One. (2022) 17(8):e0273508.

96. James BL, Sunny SP, Heidari AE, Ramanjinappa RD, Lam T, Tran AV, et al. Validação de um dispositivo de tomografia de coerência ótica no local de prestação de cuidados com algoritmo de aprendizagem automática para deteção de lesões orais potencialmente malignas e malignas. Cancros. (2021) 13(14):3583.

97. Heidari AE, Pham TT, Ifegwu I, Burwell R, Armstrong WB, Tjoson T, et al. A utilização da tomografia de coerência ótica e das redes neuronais convolucionais para distinguir a mucosa oral normal e anormal. J Biophotonics. (2020) 13(3):e201900221.

98. Poedjiastoeti W, Suebnukarn S. Aplicação da rede neural convolucional no diagnóstico de tumores da mandíbula. Healthc Inform Res. (2018) 24(3):236-41. doi: 10.4258/ hir.2018.24.3.236

99. Aubreville M, Knipfer C, Oetter N, Jaremenko C, Rodner E, Denzler J, et al. Classificação automática de tecido canceroso em imagens de laserendomicroscopia da cavidade oral utilizando aprendizagem profunda. Sci Rep. (2017) 7(1):1-10.

100. Hwang J-J, Azernikov S, Efros AA, Yu SX. Aprendendo além da experiência humana com modelos generativos para restaurações dentárias. arXiv preprint arXiv:180400064 (2018).

101. Tian S, Wang M, Dai N, Ma H, Li L, Fiorenza L, et al. DCPR-GAN: restauração de próteses de coroas dentárias utilizando redes adversárias generativas de duas fases. IEEE J Biomed Health Inform. (2021) 26(1):151-60

102. Ding H, Cui Z, Maghami E, Chen Y, Matinlinna JP, Pow EHN, et al. Morfologia e desempenho mecânico da coroa dentária concebida por 3D-DCGAN. Dent Mater. (2023)

103. Joseph, B.; Prasanth, C.S.; Jayanthi, J.L.; Presanthila, J.; Subhash, N. Deteção e quantificação da placa dentária com base nos valores do rácio de intensidade da autofluorescência induzida por laser. J. Biomed. Opt. 2015, 20, 048001.

104. Sagel, P.A.; Lapujade, P.G.; Miller, J.M.; Sunberg, R.J. Objective quantification of plaque using digital image analysis. Monogr. Oral Sci. 2000, 17, 130-143.

105. Liu, H.; Hays, R.;Wang, Y.; Marcus, M.; Maida, C.; Shen, J.; Xiong, D.; Lee, S.; Spolsky, V.; Coulter, I.; et al. Short form development for oral health patient-reported outcome evaluation in children and adolescents. Qual. Life Res. 2018, 27, 1599-1611.

106. Wang, Y.; Hays, R.; Marcus, M.; Maida, C.; Shen, J.; Xiong, D.; Coulter, I.; Lee, S.; Spolsky, V.; Crall, J.; et al. Developing Children's Oral Health Assessment Toolkits Using Machine Learning Algorithm (Desenvolver kits de ferramentas de avaliação da saúde oral das crianças utilizando um algoritmo de aprendizagem automática). JDR Clin. Transl. Res. 2020, 5, 233-243.

107. Gajic, M.; Vojinovic, J.; Kalevski, K.; Pavlovic, M.; Kolak, V.; Vukovic, B.; Mladenovic, R.; Aleksic, E. Análise do Impacto da Saúde Oral na Qualidade de Vida do Adolescente Utilizando Métodos Estatísticos Padrão e Algoritmos de Inteligência Artificial. Crianças 2021, 8, 1156.

108. Klingberg, G.; Sillén, R.; Norén, J.G. Métodos de aprendizagem automática aplicados ao medo dentário e a problemas de gestão comportamental em crianças. Ata Odontol. Scand. 1999, 57, 207-215.

109. Vellappally, S.; Al Kheraif, A.A.; Anil, S.; Wahba, A.A. Sensor médico montado em dente IoT para monitorar os dentes e o nível de alimentos usando otimização bacteriana junto com rede neural de aprendizado profundo adaptável. Medição 2018, 135, 672-677.

110. Mine, Y.; Iwamoto, Y.; Okazaki, S.; Nakamura, K.; Takeda, S.; Peng, T.; Mitsuhata, C.; Kakimoto, N.; Kozai, K.; Murayama, T. Detetar a presença de dentes supranumerários durante a fase inicial da dentição mista utilizando algoritmos de aprendizagem profunda: Um estudo piloto. Int. J. Paediatr. Dent. 2022, 32, 678-685.

111. Kaya, E.; Gunec, H.G.; Aydin, K.C.; Urkmez, E.S.; Duranay, R.; Ates, H.F. Uma abordagem de aprendizagem profunda à deteção de germes de dentes permanentes em radiografias panorâmicas pediátricas. Imaging Sci. Dent. 2022, 52, 275-281.

112. Kim, J.; Hwang, J.J.; Jeong, T.; Cho, B.H.; Shin, J. Deep learning-based identification of mesiodens using automatic maxillary anterior region estimation in panoramic radiography of children. Dentomaxillofac. Radiol. 2022, 51, 20210528.

113. Park, Y.H.; Kim, S.H.; Choi, Y.Y. Modelos de previsão de cáries na primeira infância baseados em algoritmos de aprendizagem automática. Int. J. Environ. Res. Saúde Pública 2021, 18, 8613.

114. Zaorska, K.; Szczapa, T.; Borysewicz-Lewicka, M.; Nowicki, M.; Gerreth, K. Predição de cárie na primeira infância com base em polimorfismos de nucleotídeo único usando redes neurais. Genes 2021, 12, 462.

115.Koopaie, M.; Salamati, M.; Montazeri, R.; Davoudi, M.; Kolahdooz, S. Níveis de cistatina S salivar em crianças com cárie na primeira infância em comparação com crianças sem cárie; análise estatística e aprendizado de máquina. BMC Oral Health 2021, 21, 650.

116.Schlickenrieder, A.; Meyer, O.; Schönewolf, J.; Engels, P.; Hickel, R.; Gruhn, V.; Hesenius, M.; Kühnisch, J. Deteção automatizada e categorização de selantes de fissura de fotografias digitais intraorais usando inteligência artificial. Diagnostics 2021, 11, 1608.

117.Zaborowicz, K.; Biedziak, B.; Olszewska, A.; Zaborowicz, M. Parâmetros dentários e ósseos na avaliação da idade cronológica de crianças e adolescentes usando métodos de modelagem neural. Sensores 2021, 21, 6008.

118.Zaborowicz, M.; Zaborowicz, K.; Biedziak, B.; Garbowski, T. Modelagem Neural de Aprendizado Profundo como Método Preciso na Avaliação da Idade Cronológica de Crianças e Adolescentes Utilizando Parâmetros de Dentes e Ossos. Sensors 2022, 22, 637.

119.Bunyarit, S.S.; Jayaraman, J.; Naidu, M.K.; Ying, R.P.Y.; Nambiar, P.; Asif, M.K. Estimativa da idade dentária de crianças e adolescentes chineses da Malásia: O método de Chaillet e Demirjian revisitado utilizando uma rede neural artificial de perceção multicamada. Aust. J. Forensic. Sci. 2020, 52, 681-698.

120.Redmon, J.; Farhadi, A. YOLOv3: Uma melhoria incremental. arXiv 2018, arXiv:1804.02767.

121.Lee J.H.; Han, S.S.; Kim, Y.H.; Lee, C.; Kim, I. Aplicação de uma rede neural convolucional totalmente profunda à automatização da segmentação de dentes em radiografias panorâmicas. Oral. Surg. Oral. Med. Oral Pathol. Oral Radiol. 2020, 129, 635-642.

122.Kaya E.; Gunec, H.G.; Gokyay, S.S.; Kutal, S.; Gulum, S.; Ates, H.F. Propondo um Método CNN para a Deteção e Enumeração de Dentes Primários e Permanentes em Radiografias Dentárias Pediátricas. J. Clin. Pediatr. Dent. 2022, 46, 293-298.

123.Zhang Y, Wu M, Tian GY, Zhang G, Lu J. Ética e privacidade da inteligência artificial: Understandings from bibliometrics. Sistemas baseados no conhecimento. 2021 Jun 21;222:106994.

124.Safdar NM, Banja JD, Meltzer CC. Considerações éticas sobre a inteligência artificial. Revista europeia de radiologia. 2020 Jan 1;122:108768.

125.Bhbosale S, Pujari V, Multani Z. Advantages and disadvantages of artificial intellegence (Vantagens e desvantagens da inteligência artificial). Jornal Internacional de Investigação Interdisciplinar Aayushi. 2020 Feb;77:227-30.

126.Kılıc MC, Bayrakdar IS, Çelik Ö, Bilgir E, Orhan K, Aydın OB, Kaplan FA, Sağlam H, Odabaş A, Aslan AF, Yılmaz AB. Sistema de inteligência artificial para deteção e numeração automática de dentes decíduos em radiografias panorâmicas. Radiologia Dentomaxilofacial. 2021 Sep 1;50(6):20200172.

127.Aylward BS, Abbas H, Taraman S, Salomon C, Gal-Szabo D, Kraft C, Ehwerhemuepha L, Chang A, Wall DP. An Introduction to Artificial Intelligence in Developmental and Behavioral Pediatrics (Introdução à Inteligência Artificial em Pediatria Comportamental e do Desenvolvimento). Journal of Developmental and Behavioral Pediatrics. 2023 Feb;44(2):e126.

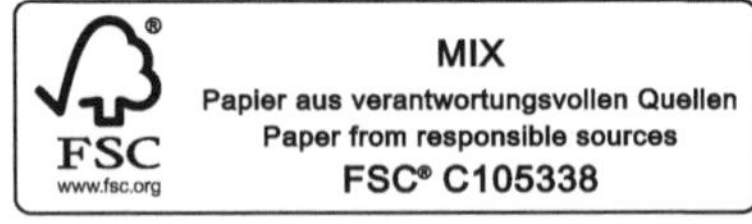

Printed by Books on Demand GmbH, Norderstedt / Germany